La Vanne

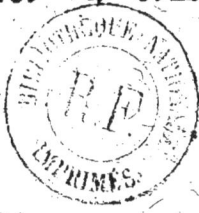
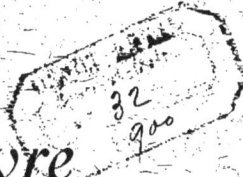

l'Avre

et la Dhuis

ÉTUDE D'HYGIÈNE PARISIENNE

PAR

Le Dᵣ Ch. ARAGO

ANCIEN EXTERNE DES HOPITAUX
MÉDᵃILLE DE BRONZE DE L'ASSISTANCE PUBLIQUE

> Comme la femme de César, l'eau potable
> ne doit pas même être soupçonnée.
> (FRANÇOIS ARAGO.)

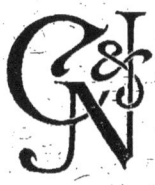

PARIS

GEORGES CARRÉ ET C. NAUD, ÉDITEURS

3, RUE RACINE, 3

1900

La Vanne
l'Avre
et la Dhuis

ÉTUDE D'HYGIÈNE PARISIENNE

PAR

Le Dʳ Ch. ARAGO

ANCIEN EXTERNE DES HOPITAUX
MÉDAILLE DE BRONZE DE L'ASSISTANCE PUBLIQUE

> Comme la femme de César, l'eau potable
> ne doit pas même être soupçonnée.
> (François ARAGO.)

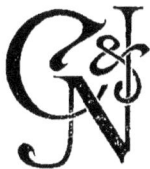

PARIS

GEORGES CARRÉ ET C. NAUD, ÉDITEURS

3, RUE RACINE, 3

—

1900

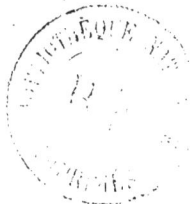

A LA MÉMOIRE DE MON PÈRE

A MA MÈRE

A MES AMIS

A M. LE DOCTEUR THOINOT

PROFESSEUR AGRÉGÉ A LA FACULTÉ DE MÉDECINE

MÉDECIN DE L'HOSPICE DEBROUSSE

CHEVALIER DE LA LÉGION D'HONNEUR

A MON PRÉSIDENT DE THÈSE

M. LE PROFESSEUR BROUARDEL

DOYEN DE LA FACULTÉ DE MÉDECINE

MEMBRE DE L'ACADÉMIE DE MÉDECINE

MEMBRE DE L'INSTITUT

COMMANDEUR DE LA LÉGION D'HONNEUR

AVANT-PROPOS

L'alimentation des villes en eaux potables occupe, parmi les questions d'hygiène, un des premiers rangs que justifie son rôle sanitaire considérable. Depuis une trentaine d'années, soit au sein des sociétés savantes, soit aux différents Parlements de tous les pays, elle a été l'objet de discussions nombreuses, motivées par la préoccupation des hommes compétents, ingénieurs pour édifier les projets d'amenées d'eau, parlementaires pour les voter, médecins et hygiénistes pour les discuter, les approuver — quelquefois avec réserves — ou les rejeter au nom de la science.

En nous plaçant exclusivement sur le terrain médical, le plus important en l'espèce, nous voyons que la bactériologie, devenue aujourd'hui avec une admirable rapidité la base de l'hygiène, a permis de rendre évidentes, pour ainsi dire, à des yeux prévenus différentes vérités, soupçonnées avant elle, inattaquables maintenant, telles que l'origine hydrique presque constante de la fièvre typhoïde, si savamment et si victorieusement défendue par M. Brouardel, ainsi que celle du choléra.

Et cependant l'accord qu'à première vue l'on croirait

établi depuis longtemps entre les différentes personnes qui s'occupent de l'étude des eaux potables, je veux parler des ingénieurs et des médecins, n'est pas encore fait, désunion préjudiciable à l'intérêt général, celui du consommateur.

Loin de moi cependant la pensée d'attaquer l'œuvre admirable de Belgrand, ni les remarquables travaux conçus et exécutés par ses éminents successeurs, qui ont tous obéi à sa pensée directrice.

Parmi les causes du désaccord dont nous parlions plus haut, nous croyons qu'il en est deux qu'il faut placer hors de pair. D'abord, les discussions entre ingénieurs et médecins, soit au Comité d'hygiène, soit au Conseil d'hygiène, etc., ne reposent pas toujours sur la même base : tandis que ceux-ci parlent en hygiénistes, n'avancent que des faits basés sur des analyses où les microbes ont fait leurs preuves, les ingénieurs leur répondent souvent par des questions de terrain, de constitution géologique du sol ; la discussion tourne alors trop souvent à leur profit.

Ce désaccord a une autre cause, d'une plus grande gravité. Les ingénieurs des eaux qui sont chargés d'assurer un des services les plus importants d'une administration municipale, tâche qu'ils remplissent au prix d'un labeur constant, encourent de ce fait une responsabilité considérable ; tous leurs soins tendent donc à satisfaire les besoins de la population, besoins qui s'accroissent tous les jours avec les progrès de l'hygiène et du bienêtre ; trop souvent ils sont amenés à sacrifier la qualité de l'eau à sa quantité.

Notre travail a précisément pour but de réunir certains faits, dénoncés çà et là à la charge des eaux de sources qui servent à l'alimentation de Paris, d'en apporter la preuve, et, après avoir décrit rapidement la situation des sources, le trajet des aqueducs, d'émettre notre avis pour porter remède à une situation qui place toute l'année Paris sous le coup d'une épidémie dont la cause réside dans la trop facile contamination de nos eaux de sources. Ces quelques pages s'adressent aux hygiénistes — aux hygiénistes, nous le répétons à dessein ; le reproche que l'on nous a déjà fait de vouloir effrayer inutilement la population parisienne n'est donc pas fondé. Au reste, nous ne sommes pas assez vains pour croire cette thèse appelée à franchir les bornes accoutumées ; si elle obtenait ce résultat, elle aurait atteint le but inespéré d'éveiller la plus grande force d'une démocratie, l'opinion publique, dont la pression ferait aboutir rapidement des réformes que, depuis longtemps, des voix autorisées réclament sans se lasser avec la plus grande énergie.

Arrivé au terme des études officielles, il est d'usage d'adresser de publics remerciements aux maîtres qui nous ont autorisé à profiter de leur docte enseignement ; c'est une coutume devant laquelle nous nous inclinons avec joie.

Que M. le Dr Moizard chez qui nous avons commencé nos études cliniques, chez qui nous avons appris les premières notions de l'auscultation, qui nous a prodigué chaque jour ses marques d'intérêt, reçoive nos remerciements.

Nous sommes heureux d'avoir été externe du service de M. le D^r Th. Anger, où nous avons eu le rare bonheur d'apprendre la chirurgie, d'abord sous l'égide de M. le P^r agrégé Tuffier, toujours si bienveillant à notre égard, puis sous la direction de M. le P^r agrégé Lejars : nous les remercions de ce que nous avons puisé dans leur enseignement.

Nous avons eu l'honneur d'accomplir notre deuxième année d'externat chez M. le Dr Millard, auprès duquel nous avons appris la clinique médicale et qui, par son exemple quotidien, nous a habitué à la conscience et à la dignité professionnelles. Nous l'en remercions de grand cœur. Les règlements l'ont conduit, durant cette année, à l'honorariat des hôpitaux ; le souvenir du dernier jour qu'il passa dans son service, entouré de nombre de ses anciens élèves, a été pour nous l'objet d'une grande et respectueuse émotion.

Nous remercions bien vivement M. le Dr Dalché, qui fut pour nous plus qu'un maître, un conseil affectueux de tous les jours, aussi bien hors de l'hôpital qu'au lit du malade.

M. le Dr Lyot sait quel respectueux attachement nous lui avons voué pour l'année passée à la consultation de chirurgie de Beaujon.

Que M. le P^r agrégé Ribemont-Dessaignes nous permette de le remercier pour nous avoir ouvert son service d'une façon si bienveillante.

Que M. le Dr Bourges, chef du laboratoire d'hygiène, Auditeur au Comité consultatif d'hygiène, chez qui nous avons trouvé, pour notre thèse, aide et conseils de tous les instants, reçoive l'assurance de nos remerciements et de notre reconnaissance.

M. Brard, ingénieur civil, qui s'occupe avec une rare compétence et une élogieuse ténacité des pertes de l'Avre et qui, avec une complaisance que nous ne saurions oublier, nous a fait toucher du doigt bien des fautes dans le choix des sources captées, nous permettra de lui adresser ici nos bien sincères remerciements.

Devons-nous renouveler publiquement à M. le Pr agrégé Thoinot l'expression de notre grande reconnaissance pour la thèse dont il nous a donné l'idée, pour tous les conseils qu'il nous a prodigués et pour les nombreux emprunts qu'il nous a autorisé à faire dans ses travaux ? C'est pour nous un honneur d'avoir été guidé par lui dans la composition de ce travail.

M. le doyen Brouardel, en acceptant la présidence de notre thèse, nous fait un honneur dont nous lui sommes vivement reconnaissant.

HISTORIQUE

Si loin que l'on remonte dans l'histoire de la civilisation, une des premières préoccupations des chefs eut toujours pour objet la question des eaux potables. Nous voyons les Romains, soit sur leur territoire, soit en pays conquis, faire de nombreuses et savantes études pour doter les populations d'eau pure, souvent accomplir de vastes projets, réaliser d'admirables travaux d'art pour amener les eaux, quand les situations des villes nouvelles l'exigeaient. Ils ne reculaient devant aucune dépense, ce qu'attestent les gigantesques aqueducs dont on retrouve aujourd'hui les ruines dans les pays où ils séjournèrent.

A Paris, dès l'époque gallo-romaine, deux aqueducs apportaient, dans la ville, comme auxiliaires des eaux du fleuve, parfois limoneuses ou troublées par les pluies, des eaux de sources cherchées au loin : de l'aqueduc d'Arcueil, qui recueillait celles de Rungis, il subsiste des restes importants, encore visibles au Palais des Thermes. Puis les guerres intestines aussi bien que l'insouciance des rois firent abandonner pendant un

long temps cette intéressante question : ceux-ci étaient
plus occupés à défendre leur royaume qu'à améliorer le
bien-être et l'hygiène de leurs sujets.

Il faut attendre de longues années pour voir enfin
réapparaître l'histoire des eaux potables qui, bien que
n'occupant encore qu'une place des plus modestes, ne
devait cependant plus être sacrifiée aux événements poli-
tiques. Ce sont les moines de l'abbaye de Saint-Laurent
qui, frappés du trouble des eaux de la Seine, songèrent
à recueillir au moyen d'un aqueduc l'eau des petites
sources de Belleville et des Prés-Saint-Gervais. Ils
n'avaient travaillé que dans un intérêt particulier, celui
de leur abbaye, et aucune modification ne devait apparaître jusqu'à Philippe-Auguste, c'est-à-dire jusqu'au
xii° siècle. Philippe-Auguste, préoccupé de l'hygiène des
Parisiens, fit aboutir à Paris l'aqueduc des Prés-Saint-
Gervais et celui, plus récent, de Belleville, signa plusieurs édits concernant la question des eaux, s'occupa
avec intérêt des travaux d'édilité. N'est-ce pas lui qui
ordonna le premier le pavage des rues de Paris ?

A sa mort, des abus nombreux et grossiers se firent
jour ; le peuple manquait d'eau potable si les palais en
étaient abondamment pourvus, l'arbitraire régnait en
maître, témoins les nombreuses concessions accordées à
des particuliers qui gaspillaient leur eau au préjudice
des habitants. Rien ne fut amélioré, aucun arrêt sérieux
ni durable ne fut signé jusqu'à l'avènement de Henri IV.
Ce roi s'appliqua à faire respecter les édits, réduisit les
concessions payantes, fit construire la machine hydrau-
lique de la Samaritaine, destinée à élever les eaux de la

rivière et à les recevoir dans des réservoirs distributeurs. Il avait aussi conçu le projet de rétablir l'aqueduc d'Arcueil, mais la mort le surprit avant d'avoir pu mettre à exécution un plan réalisé seulement sous son successeur (d'Aurgel). Ce fut sa seconde femme, Marie de Médicis, qui fit exécuter l'aqueduc d'Arcueil. Sous Louis XIII, l'arbitraire réapparut; de nouveaux privilèges furent concédés, suivis de nouveaux édits, et les Parisiens eurent encore à souffrir d'une véritable pénurie d'eau potable. En 1655, Louis XIV ne songea-t-il pas à détourner la rivière de l'Eure pour l'amener à Versailles par-dessus les vallons et les collines? 10,000 soldats furent occupés pendant quelques années à cette entreprise, mais les maladies pestilentielles et surtout les guerres qui suivirent le forcèrent à suspendre les travaux.

Toutefois, dit d'Aurgel, la quantité distribuée ne cessait pas de s'accroître peu à peu et la ration par tête, qui ne dépassait pas un litre en 1553, alors que Paris comptait 200,000 habitants, atteignait 3 litres 1/2 en 1695 où il y avait 500,000 âmes. De nouvelles pompes élévatrices avaient permis d'atteindre ce résultat qui ne fut sérieusement dépassé que par l'introduction, due aux frères Périer, des pompes à feu. C'est d'Angleterre que ceux-ci rapportèrent les deux pompes qui furent installées à Chaillot et où ils établirent quatre fourneaux à réverbère, pouvant fondre chacun cinq milliers de matières en trois heures. En 1788 ils entreprirent de fournir l'eau de la Seine dans les divers quartiers de Paris et formèrent une compagnie d'actionnaires qui fut exposée à de vives attaques. Beaumarchais prit la plume pour soutenir une spéculation dans laquelle il était intéressé : on sait qu'il abandonna le terrain à son adversaire, le fameux Mirabeau. Peu de temps après, une nouvelle compagnie des eaux de Paris supplanta celle des frères Périer.

L'élan était donné et l'on voit alors surgir de nombreux projets pour alimenter Paris d'une eau plus pure et plus abondante. Sous le premier Empire est reprise l'interminable histoire du canal de l'Ourcq, construit dans le double but d'être une voie navigable et un moyen d'alimentation des fontaines de Paris, histoire qui prit fin le 31 mai 1875 par le rachat de la concession faite le 19 avril 1818 à la Compagnie des Canaux. D'autres emprunts ont été faits plus tard à la Seine et à la Marne. Le puits artésien de Grenelle, fini en 1841, a fourni un contingent d'un nouvel ordre à l'alimentation de la ville ; d'autres puits analogues ont été forés : celui de Passy, terminé en 1861, celui de La Chapelle.

En 1854, Paris était ainsi desservi en eau (rapport Gadaud) :

Eau de Seine, moyenne par jour.. .	14,271	mètres cubes.
Eau du canal de l'Ourcq.	49,567	—
Sources du Midi (Arcueil).	1,147	—
Sources du Nord.	810	—
Puits artésien de Grenelle.	920	—
	66,715	

La population de Paris étant alors de 1,200,000 habitants, chacun jouissait donc de 55 litres par jour ; mais les Parisiens ne profitaient pas en entier des 105,000

mètres cubes que la ville avait le droit de tirer du bassin de La Villette parce que l'état de la canalisation
intérieure ne permettait pas de les distribuer. A ce
moment, les quartiers bas de Paris, les plus riches et les
plus populeux, étaient alimentés seulement par le canal
de l'Ourcq, dont le point de départ est le bassin de la
Villette et dont l'altitude n'était pas assez élevée pour
permettre à l'eau d'atteindre les étages supérieurs des
maisons modernes. De plus, cette eau était beaucoup
trop chargée de sulfate de chaux et souillée à La Villette
par les déjections des mariniers. Elle n'était donc pas
bonne pour la consommation.

A partir de 1854, la consommation d'eau d'Ourcq
augmente cependant avec le développement de la canalisation. De 1854 à 1860 (annexion de la banlieue) sa consommation passe de 18,091,955 litres à 28,468,597 tandis
que celle des autres eaux ne va que de 7,259,020 à
7,969,263 litres. La population de Paris était à peu près
1,674,346 habitants, ce qui faisait 50 litres par jour et
par tête. C'était une pénurie dont tout le monde souffrait et qui était intolérable. Aussi, la banlieue étant
annexée, la ville se mit-elle activement à l'œuvre pour
avoir un volume d'eau plus considérable. Successivement elle construisit les machines d'Austerlitz et de
Saint-Maur.

C'est à ce moment que l'accroissement de la population, d'une part, et l'infection de l'eau de Seine par
les eaux-vannes des usines installées sur les rives du
fleuve, d'autre part, obligèrent la ville à abandonner la
distribution d'eau de rivière pour la consommation et

à mettre à l'étude un projet d'amenée d'eau potable. C'est, en effet, en 1854 que fut admis en principe par le Conseil Municipal le système de la double canalisation, c'est-à-dire la séparation du service public et du service privé. L'éminent ingénieur Belgrand surmonta victorieusement toutes les difficultés et, au prix de remarquables études sur le bassin de la Seine, édifia cet admirable projet dont le temps n'a rien retranché, qu'ont suivi ses successeurs pour la dérivation des sources de la Vigne et de Verneuil, et qui les dirige actuellement pour celles du Loing et du Lunain.

RAISON QUI A FAIT MODIFIER LE MODE D'ALIMENTATION

ORIGINE HYDRIQUE DE LA FIÈVRE TYPHOÏDE

Les hygiénistes, frappés de la fréquence extrême de la fièvre typhoïde à Paris, s'appliquaient depuis longtemps à en rechercher la cause : on connaît l'axiome si souvent vérifié que tout individu jeune arrivant de la province à Paris payait son acclimatement d'une attaque typhoïdique. Leur attention fut attirée bientôt sur le rôle des eaux d'alimentation, qui consistaient à cette époque (1850) en eau de rivière et de quelques puits urbains.

En effet, deux modes distincts président à la contagion de la fièvre typhoïde : d'une part, le contage direct — un individu contracte la maladie en donnant ses soins à un typhique ; — d'autre part, la contagion indirecte, soit par l'air, soit par l'eau. La contagion par l'air, de peu de valeur, semble réservée aujourd'hui à quelques cas fort rares ; la contagion par l'eau d'alimentation a une tout autre importance.

Il faut remonter dans l'antiquité, dit M. Brouardel, pour admirer avec quel soin les médecins et les hygiénistes se préoccupaient de la qualité des eaux potables et quel rôle ils leur accordaient dans la transmission des maladies infectieuses. Mais l'on doit arriver jusqu'à la seconde moitié de ce siècle, pour voir réapparaître ces notions, les voir confirmées, vérifiées par de nombreux faits dont nous devons en grande partie la preuve à M. le doyen Brouardel. Avant 1880, année de la découverte par Eberth du bacille de la fièvre typhoïde, des exemples nombreux de contagion par l'eau potable avaient été mis en évidence par les médecins, notamment par MM. Jaccoud et Bouchard, en France, et par Budd, en Angleterre. La preuve n'était pas cependant encore faite : elle devait être réalisée par M. Brouardel où, dans l'eau soupçonnée d'être la cause de l'épidémie de Pierrefonds en 1886, il rencontra le bacille de la fièvre typhoïde : cette découverte devint le point de départ d'une enquête en France et à l'étranger. Comme le dit M. Chantemesse, elle a abouti à un résultat éminemment pratique et utile : l'apport d'une eau potable pure en mainte région où l'on buvait de l'eau mauvaise.

MM. Chantemesse et Widal, après l'enquête de Pierrefonds, étudièrent l'influence que la distribution d'eau de rivière pouvait exercer sur les invasions des épidémies de fièvre typhoïde à Paris. Ils établirent le rapport étroit, dont témoignent les entrées par fièvre typhoïde dans les hôpitaux, entre cette distribution et l'augmentation du nombre des cas de cette maladie. D'année en année les faits se multiplient : ces mêmes auteurs constatent, en septembre 1886, la présence du bacille d'Eberth dans l'eau d'une borne-fontaine de Ménilmontant; MM. Brouardel et Chantemesse, en 1887, dans la vase d'un réservoir de Clermont-Ferrand ;

M. Thoinot (1887) dans l'eau de Seine, au pont d'Ivry,
au point où la machine élévatoire prend l'eau qui doit
être distribuée à la ville de Paris; M. Loir (1887) dans
l'eau de son logement (eau de Seine) à l'Institut Pasteur;
M. Pouchet (1889) dans l'eau distribuée à l'École nor-
male supérieure de Saint-Cloud, et, en 1890, dans l'eau
qui amena l'épidémie de Villerville. L'épidémie de fièvre
typhoïde à Paris, en 1894, n'est-elle pas un des faits les
plus nets qui aient jamais été cités de la propagation
hydrique de la fièvre typhoïde?

Il est donc démontré aujourd'hui que les eaux potables souillées par les matières fécales des typhiques sont
l'agent le plus actif de la transmission de la maladie. Les
infiltrations des fosses d'aisances et des fumiers, sur
lesquels on déverse trop souvent dans les campagnes les
déjections des typhiques, suffisent pour contaminer l'eau
des puits, citernes, cours d'eau, etc. Nous avons ainsi
l'explication de ces épidémies qui éclatent loin de tout
cas suspect et où le bacille a été véhiculé par l'eau, de
ces épidémies de quartiers, dans les grands centres, qui
respectent les arrondissements voisins où l'eau d'alimentation est différente, etc.

L'eau de rivière avait donc fait son temps et devait
être bannie de l'alimentation de Paris; il fallait se tourner
d'un autre côté. Ces notions, dûment établies, conduisi-
rent les pouvoirs publics à rechercher les moyens de
doter la ville d'une eau irréprochable, captée loin d'habitations, par conséquent à l'abri de germes infectieux,
protégée à son origine, sur son parcours, à son arrivée :
les eaux de sources parurent seules remplir ces condi-

tions. Les travaux, commencés avant 1870 pour l'adduction de la Dhuis, continués successivement pour celle de la Vanne et de l'Avre, sont encore en exécution aujourd'hui pour le Loing et le Lunain. Nous allons maintenant passer à l'étude de ces eaux et voir si elles ont répondu aux desiderata des hygiénistes. Tout en rendant hommage aux remarquables travaux des ingénieurs, nous nous réservons de leur adresser quelques critiques que nous essayerons de justifier dans la mesure de nos modestes moyens.

TOPOGRAPHIE DES SOURCES, CONDUITES D'AMENÉE, RÉSERVOIRS DE DISTRIBUTION

C'est à l'éminent ingénieur Belgrand que revient l'honneur d'avoir fait l'étude complète du bassin de la Seine et d'y avoir choisi les eaux de sources susceptibles d'être amenées à Paris. Ses travaux sont encore aujourd'hui, nous le répétons à sa louange, la base de tous les projets d'amenée d'eaux potables concernant la grande ville. Ses études, commencées vers 1836, reprises en 1854, furent continuées sans interruption jusqu'en 1863 ; le problème très complexe qu'il se proposait de résoudre était le suivant : trouver des sources aussi peu chargées de matières minérales en dissolution que l'eau de la Seine, assez abondantes pour alimenter Paris et assez élevées pour être dérivées aux points culminants de la ville par le simple effet de la gravité. Avant de fixer son choix, il devait élucider deux questions principales : 1° dans quelles proportions le bicarbonate de chaux peut-il, à la température ordinaire, rester à l'état de dissolution stable dans une eau courante ou dans le réseau des conduites de distribution d'une ville ? Les eaux trop chargées de bicarbonate de chaux forment, en effet, des incrustations calcaires dans les tuyaux. Il arriva au titre limite de 18°,60 : toute eau dont le titre est égal ou plus petit n'est pas incrustante et peut être distribuée sans danger (ce titre, on le verra, a été singulièrement dépassé); 2° il s'agissait de déterminer la pente minima à donner à un aqueduc, c'est-à-dire la pente qui donne à l'eau une vitesse suffisante pour qu'il ne se forme aucun dépôt vaseux dans la cunette : 0^m,10 par kilomètre.

Ces deux questions générales étant résolues, Belgrand entreprit l'étude méthodique de toutes les sources du bassin de la Seine, qu'il divisa en trois classes : 1° sources des terrains imperméables, qui sont sans importance ; 2° sources des terrains perméables qui jaillissent toujours au fond des vallées les plus profondes, le long des rares cours d'eau de cette sorte de terrain; elles sont souvent énormes, telles celles de la Vanne ; 3° sources qui jaillissent à la ligne de contact d'un terrain imperméable et d'un terrain perméable qui le recouvre. Ordinairement très nombreuses, elles jaillissent aussi bien à flanc de coteau qu'au fond des vallées.

Trois cents sources environ furent essayées à l'hydrotimètre et l'on constata que, pour avoir des eaux de bonne qualité, il fallait s'éloigner de Paris de 100 kilomètres au moins et se rapprocher de la limite de la Champagne et de la Brie, parce que la grande lentille de gypse qui s'étend de Meulan à Château-Thierry chargeait toutes les sources de la banlieue d'une trop grande quantité de sulfate de chaux. Nous ne saurions suivre Belgrand dans ses études sur le régime de la pluie dans le bassin de la Seine, sur la perméabilité du sol et son influence sur la formation des cours d'eau, les crues des rivières plus ou moins violentes, plus ou moins durables suivant la nature des terrains où elles coulent, sur la division des terrains en oolithiques, craie, sables, etc... Il nous suffira de citer, à propos de chaque source, la nature du terrain d'où elle émerge.

C'est dans la séance du Conseil municipal du 12 septembre 1855 que l'on adopta en principe, dit Belgrand, la séparation des services public et privé et que l'on décida que ce dernier serait alimenté en eau de sources. Les sources dont la Ville disposait alors étaient insignifiantes et d'un rendement beaucoup trop faible pour servir à l'alimentation : sources du Nord, donnant 200 mètres cubes en 24 heures, jetés dans les égouts ; aqueduc d'Arcueil, 960 mètres cubes, alimentant les fontaines du Luxembourg ; puits artésien de Grenelle, 346 mètres cubes ; puits artésien de Passy, 5,820 mètres cubes, pour les lacs du Bois de Boulogne. Deux projets de dérivation d'eau de sources furent étudiés concurremment : 1° projet des ingénieurs Rozat de Mandres et Collignon, concernant les sources de la Somme-Soude, petite rivière de la Champagne crayeuse, projet repoussé parce que cette rivière ne pouvait résister aux grandes sécheresses, même en lui adjoignant deux belles sources de la Brie, le Sourdon et la Dhuis ; 2° projet de l'ingénieur Lesguillier, concernant les sources de la Vanne, qui fut ajourné parce qu'il n'amenait l'eau qu'à 70 mètres, ce qui ne permettait pas de l'élever aux étages supérieurs des maisons des quartiers hauts de Paris.

Dérivation de la Dhuis. — De belles sources, aussi importantes par le chiffre de leur débit et leur altitude que saines par la limpidité et la pureté de leurs eaux, furent rencontrées dans le bassin d'un petit affluent de la Marne, le Surmelin, dont l'embouchure se trouve sur la rive gauche entre Dormans et Château-Thierry. La plus belle, la Dhuis, qui a donné son nom à l'aqueduc, fut achetée en 1859.

Elle est située sur le territoire de la commune de Pargny, canton de Condé, dans un lieu dit le Moulin de la Source et jaillissait, avant les travaux de captage, par trois orifices dont le plus bas était à la cote de 128 mètres. Un jaugeage, pratiqué en 1855, donna 26,000 mètres cubes par 24 heures. Son titre hydrotimétrique est de 23° à peu près; elle ne renferme que du carbonate de chaux, et en petite quantité. Au point de vue géologique, l'eau sort des argiles à meulière à une température presque constante de 10°; on la débarrasse de son excès de carbonate de chaux en la faisant passer d'abord sur des plateaux en tôle perforée d'où elle tombe en pluie sur des blocs de meulière. Elle arrive à Paris à la cote 108, dans l'étage supérieur du réservoir de Ménilmontant, dont la capacité est de 100,000 mètres cubes. A cette hauteur, elle peut fournir de l'eau à tous les étages du service moyen compris entre les cotes 50 et 80.

En 1894, elle alimentait les arrondissements suivants: la totalité des XVIII°, XIX° et XX°; partiellement: les quartiers Saint-Georges et Rochechouart (IX°), Saint-Vincent-de-Paul et Hôpital Saint-Louis (X°), Folie-Méricourt et Saint-Ambroise (XI°).

En 1899, sa zone est fort réduite puiqu'elle n'alimente plus que le XXᵉ arrondissement en entier ; elle fournit de plus au XIXᵉ la totalité des quartiers du Combat et d'Amérique, La Villette et Pont-de-Flandre en partie ; au Xᵉ, partie de l'Hôpital Saint-Louis ; au XIᵉ, partie de Folie-Méricourt, Saint-Ambroise et la Roquette.

Dérivation de la Vanne. — La Vanne prend sa source dans le département de l'Aube, à Fontvanne, près d'Estissac, à 14 kilomètres de Troyes, au fond d'une vallée crayeuse située entre cette ville et Sens. A Estissac, elle reçoit deux affluents, d'habitude à sec : à droite le Bétro et à gauche l'Ancre ; elle traverse les communes de Fontvanne, Bucey-en-Othe, Estissac, Neuville, Villemaur-en-Othe, Paisy-sous-Godon, reçoit au-dessus de Paisy son principal affluent la Nosle ; c'est à partir de cet endroit que son débit devient régulier et important. Elle traverse ensuite Courmononcle, Saint-Benoît, Vullaine, sort du département de l'Aube et entre dans l'Yonne à Flacy. Avant ce pays, elle reçoit à gauche le ruisseau de Cérilly. Elle arrose ensuite les territoires de Bagneaux, Villeneuve-l'Archevêque, Molinons où elle reçoit l'Alain à droite, Foisy et Chigy où elle reçoit à gauche le rû de Vanne, coulant à peine pendant l'été ; en amont de Pont-sur-Vanne, elle reçoit à gauche le rû de Vareilles, puis traverse Pont-sur-Vanne, Theil, Noé, Malay-le-Petit, Malay-le-Grand, Maillot et débouche dans l'Yonne un peu en amont de Sens.

A l'inverse de la Dhuis, qui doit à une source unique presque tout son débit d'été, la Vanne ne reçoit à son origine qu'une alimentation très affectée par les sèche resses ; c'est seulement dans la partie moyenne de son cours qu'elle recueille des sources de débit peu variable.

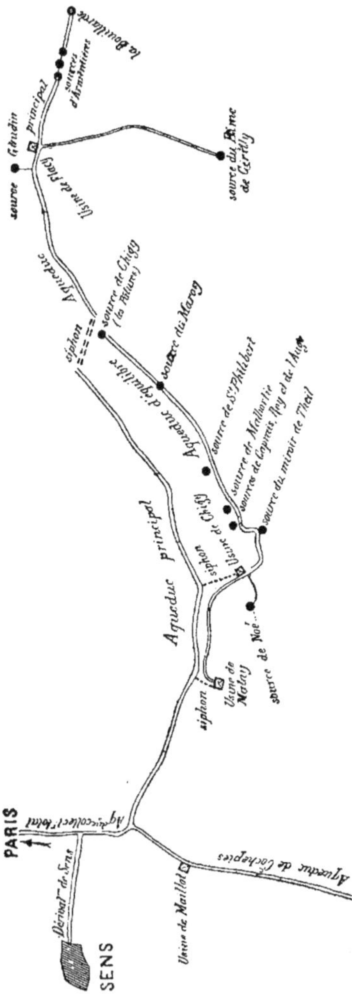

Les sources, que la ville possède dans la vallée de la Vanne et qui, en basses eaux ordinaires, donnent ensemble plus de 100,000 mètres cubes par 24 heures, sont disséminées sur plus de 20 kilomètres. Elles se divisent en *sources hautes*, dérivées au réservoir de Montsouris par la simple action de la gravité, et en *sources basses* qui sont relevées au niveau du plan d'eau de l'aqueduc par trois usines, et sont toutes situées sur la rive gauche de la Vanne : une seule, celle du Bîme de Cérilly, jaillit dans la vallée d'un affluent. Les sources hautes, situées partie dans l'Aube ét partie dans l'Yonne, sont au nombre de cinq : source du Bîme de Cérilly qui jaillit au

Fig. 1. — Les sources de la vallée de la Vanne, d'après une carte dressée par le service des Eaux de la ville de Paris.

fond d'un abîme, La Bouillarde, sources d'Armentières, drains de Flacy et source Gaudin. Il existe sept sources basses qui sont d'amont en aval : source de Chigy, dite des Pâtures, sources du Maroy, de Saint-Philibert, de Mal-hortie, de Capray-Roy et de l'Auge, du Miroir de Theil, de Noé, la plus basse de toutes. Un autre groupe de sources, celui de Cochepies, se joint aux précédentes un peu avant Sens.

L'analyse de l'eau des sources de la Vanne, faite par Mangon et Wurtz, a donné les résultats suivants : elle ne contient, pour ainsi dire, que du carbonate de chaux dans la proportion de 17 à 20 centigrammes par litre, le titre hydrotimétrique oscille entre 17 et 20°. L'eau, dont la température est fraîche aux sources, arrive fraîche à Paris : en été elle n'est jamais supérieure à 14°, en hiver elle ne descend pas au-dessous de 8°. Cependant il ne faudrait pas se méprendre sur la portée de ce résul-tat ; en réalité, il n'y a pas de rivière à température con-stante, — pas plus la Dhuis et la Vanne que d'autres, — et des eaux prises dans le lit de la Vanne, notamment, n'offriraient aucun avantage particulier. Ce qui fait la supériorité de celles que reçoit aujourd'hui le service privé, c'est qu'elles proviennent de sources captées à leur émergence même, et conduites jusqu'aux réservoirs, — et de là chez l'abonné — par des canaux souterrains. La limpidité de l'eau est fort grande, quelle que soit la profondeur du bassin : au moment des grandes crues, on a constaté parfois un certain trouble dans leur pureté, momentané toujours, sauf à la source de Saint-Philibert, toujours parfaitement limpide.

L'aqueduc débouche à Paris dans le réservoir de Montsouris, qui a trois hectares de superficie et près de 250,000 mètres cubes de capacité. Notons en passant que l'aqueduc qui a collecté les eaux de Cochepies et celles de la vallée de la Vanne détache un embranchement vers Sens, qui se trouve ainsi boire la même eau qu'une partie de Paris.

C'est en 1875 qu'on a commencé à introduire l'eau des sources de la Vanne dans la consommation parisienne, mais le fonctionnement complet et régulier est plus récent. Elle a été, en effet, à partir de 1879, l'objet de travaux complémentaires fort importants, ayant pour but : les uns de soustraire le mieux possible l'aqueduc à toute chance d'accident, les autres d'augmenter son alimentation ou d'en assurer de mieux en mieux la permanence. La Dhuis et la Vanne fournissent en moyenne au service privé 130,000 mètres cubes par jour.

En 1894, l'eau de Vanne était ainsi distribuée à la ville : les Ier, IIe, IIIe, IVe, V^e, VIe, VIIe, XIIe, XIIIe, XIVe et XV° arrondissements en entier ; tout le VIIIe, sauf une petite partie des quartiers des Champs-Elysées, Faubourg du Roule, Europe ; le IXe, excepté la moitié environ des quartiers Saint-Georges et Rochechouart ; le Xe, sauf partie de Saint-Vincent de Paul et Hôpital Saint-Louis ; le XIe, à l'exception d'une mince zone dans la Folie-Méricourt et Saint-Ambroise ; une partie des quartiers d'Auteuil, la Muette et les Bassins dans le XVIe arrondissement. En 1899, sa zone de distribution est légèrement modifiée ; elle a abandonné à l'Avre une partie du quartier de la Muette (XVIe), un

Fᴵᴳ. 2

coin dans le quartier Saint-Lambert (XV⁰), Plaisance et Petit-Montrouge en entier, La Santé et Montparnasse en partie, dans le XIV⁰ arrondissement.

Dérivation de l'Avre. — Nous empruntons au rapport parlementaire Gadaud sur l'adduction à Paris des sources de la Vigne et de Verneuil la topographie des sources dérivées dans cette région au profit de Paris. Elles sont rassemblées dans une région peu étendue, à 100 kilomètres environ de Paris, aux environs de Verneuil, à cheval sur les départements d'Eure et d'Eure-et-Loir, sur un territoire de 150 mètres au-dessus du niveau de la mer, altitude qui permet, avec une grande facilité, de les amener à Paris à la cote 95. Elles forment deux groupes :

Le premier, qui a nécessité huit captages, comprend quatre sources très importantes, situées sur le territoire de la commune de Rueil-la-Gadelière (Eure-et-Loir), qui portent les noms de fontaines du Nouvet, d'Erigny, des Graviers et de Foisy. Leurs eaux se réunissaient pour former le ruisseau appelé Rû de la Vigne, qui se jette dans l'Avre, affluent de l'Eure, après un parcours de deux kilomètres environ ;

Le deuxième groupe, où deux captages ont été exécutés, ne comprend qu'une source, la source du Breuil, située sur le territoire de Verneuil (Eure), dans la vallée de l'Avre et à une altitude inférieure à celle des sources précédentes. Ses eaux, après avoir grossi les eaux de l'Avre, allaient se réunir à celles des sources du premier groupe, devenues le rû de la Vigne.

Ce sont des nappes assez larges, claires, limpides,

parfois profondes de plusieurs mètres, dont l'eau, agréable au goût, a une température moyenne de 10°. La plupart sont en entonnoir, celle du Breuil, au contraire, n'avait aucune profondeur. Les premières paraissaient jaillir de cheminées, celle du Breuil sortait uniformément de tous les points dans le gravier sableux ; les premières avaient un débit oscillant entre 800 et 1,200 litres à la seconde, celle du Breuil un débit constant de 90 litres ; les premières viennent directement des cavités de la marne avec lesquelles elles sont en communication par de larges cheminées, la seconde est alimentée par le gravier perméable du fond de la vallée et les fentes de la marne sous-jacente. Elles sont situées presque toutes au milieu d'une prairie au voisinage plat ; il existe, aux environs, des ondulations sans maisons trop rapprochées. Gadaud en conclut qu'elles sont assez éloignées d'habitations pour échapper aux principales causes de contamination, sans avoir vu que ce résultat est atteint par une disposition géologique particulière de la région : en effet, les études de M. Brard ont montré qu'il existe, à droite et à gauche des vallées de la Vigne et de l'Avre, un banc de glaise de 5 mètres de large sur $1^m,60$ de haut qui oblige les eaux de pluie du coteau à passer au-dessous, en se filtrant et se purifiant à travers les graviers et les sables. Le titre hydrotimétrique de l'eau varie de 17 à 19° ; elle n'a donc pour l'industrie et les ménages parisiens aucun des inconvénients que présentent les eaux trop chargées de sels calcaires et magnésiens. La proportion de matière organique qu'elle contient est de o milligramme 7 (tous ces chiffres sont empruntés au rapport Gadaud); on sait qu'une eau qui ne présente qu'un milligramme de matière organique par litre est une eau dite très pure. La première analyse bactériologique faite par M. A. Lévy, de l'observatoire municipal de Montsouris, a fourni les résultats suivants :

Bactéries.	404 par centimètre cube.	
Micrococcus.	58	—
Bacilles.	11	—
Bactériens.	31	—
Vibrions.	néant.	

Faisons immédiatement remarquer que la moyenne annuelle des bactéries, établie par le même microbiologiste, est pour l'année courante sensiblement plus élevée, puisqu'elle atteint le nombre de 1,570.

Le débit des sources est de 100,000 mètres cubes par 24 heures environ. Chaque source a été captée à son point d'émergence, en remontant aussi loin et aussi profondément que possible pour les saisir dans toute leur pureté originelle, puis amenée par un aqueduc spécial au confluent du rû de la Vigne et de l'Avre pour ne plus former ensuite qu'une conduite unique. Celle-ci, qui a une longueur de 102 kilomètres, tantôt souterraine, en tranchées, en relief, sur arcades ou en siphon, suit à flanc de coteau la rive droite de l'Avre jusqu'à l'Eure, traverse cette rivière au delà de Dreux, près de Montreuil, contourne la partie sud de la forêt de Dreux, suit le plateau du Mantois, coupe la vallée de la Vesgre, puis celle de la Mauldre, s'engage dans le vallon du rû de Gally jusqu'au grand parc de Versailles, entre en souterrain jusqu'à Villeneuve, passe au nord de Saint-Cloud et aboutit au réservoir de Montretout, dont la capacité est de 400,000 mètres cubes. Deux conduites en fonte partent de là ; l'une traverse la Seine sur un pont pour entrer dans Paris par le Bois-de-Boulogne et la porte d'Auteuil et aboutir au réservoir de la rue de Villejust ; l'autre suit la rive gauche de la Seine pour se terminer au réservoir de Montsouris. Chacun de ces réservoirs a un compartiment surhaussé qui permet à l'eau d'Avre d'atteindre les quartiers élevés où l'eau de Vanne ne peut aller. Le surplus de l'eau dérivée, dit Gadaud, servira à fortifier d'une manière générale le service de la Dhuis et de la Vanne, *avec lesquelles elle se mélangera dans la canalisation.* La vitesse de l'eau dans l'aqueduc est de 1 mètre par seconde ; elle met donc trente heures pour accomplir le trajet entier. C'est en 1893 que l'eau d'Avre pénétra pour la première fois dans l'alimentation parisienne.

Notons, comme nous l'avons fait pour la Vanne à l'égard de Sens, que la ville de Nonancourt reçoit la même eau d'Avre que Paris.

En 1894, les régions suivantes recevaient de l'eau d'Avre : une partie du VIIIe arrondissement représentée par une mince région des Champs-Élysées, le Roule et l'Europe ; le XVIe, moins le quartier d'Auteuil presque en entier et une petite partie de la Muette et des Bassins ; tout le XVIIe.

En 1899, la zone d'Avre s'est considérablement étendue au détriment de la zone Dhuis surtout, puisqu'elle alimente les mêmes quartiers qu'en 1894 auxquels sont venus se joindre Saint-Georges et Rochechouart par moitié (IXᵉ), la moitié environ de Saint-Vincent-de-Paul et une petite région de l'Hôpital-Saint-Louis (Xᵉ), tout le XVIIIᵉ arrondissement, dans le XIXᵉ la totalité du Pont de Flandre et la plus grande partie de La Villette ; enfin, au sud de Paris, dans le XIVᵉ, Plaisance, Petit-Montrouge en entier, la moitié de la Santé, une mince bande de Montparnasse et, dans le XVᵉ, un coin du quartier Saint-Lambert.

Dérivation du Loing et du Lunain (Rapport Berger). — Nous arrivons maintenant au projet d'adduction d'eaux de sources le plus récent, en voie d'exécution à l'heure actuelle, qui, après son achèvement, dotera Paris quotidiennement d'un supplément de 50,000 mètres cubes d'eau potable, disent les chiffres officiels.

Ému à juste titre de la diminution considérable que les fortes chaleurs avaient fait subir au débit des sources, notamment pendant le mois de septembre 1895 où il se réduisit de 28,000 mètres cubes, et de la nécessité de la substitution de l'eau de rivière à l'eau de source pendant l'été, le Conseil municipal mit à l'étude ce nouveau projet voté par la Chambre des députés en 1896 et en 1897 par le Sénat. Est-il besoin de faire remarquer encore que cette nouvelle adduction, qui portera à 290,000 mètres cubes environ la quantité d'eau de source arrivant chaque jour à Paris, est loin de satisfaire comme quantité à celle que l'hygiène réclame ? Ces 50,000 mètres cubes seront vite absorbés par les progrès constants et l'extension chaque jour plus grande du « tout à l'égout ». Aussi est-ce en vue d'adductions ultérieures et abso-

lument nécessaires que les auteurs du projet ont donné
à l'aqueduc une section circulaire beaucoup plus considérable qu'il n'était utile pour amener cette modeste
quantité d'eau, puisqu'elle atteint $2^m,50$ et peut permettre l'écoulement de 180,000 mètres cubes par jour.

Les sources du Loing et du Lunain, qui se trouvent
dans le département de Seine-et-Marne, sont au nombre
de cinq. Trois se jettent dans le Loing, sur sa rive
gauche : sources de Chaintreauville et de la Joie, situées à
l'extrémité de la commune de Saint-Pierre-lès-Nemours,
sorte de faubourg de la ville de Nemours ; sources du
Bignon et du Sel, réunies sous le nom de sources de
Bourron, très voisines l'une de l'autre et à égale distance de Grey et de Montigny-sur-Loing. Deux vont se
déverser dans le Lunain, affluent du Loing qui prend fin
près d'Épizy : source de Saint-Thomas, près de Cugny,
sur la rive gauche ; source de Villemer, dans la commune de ce nom, sur la rive droite. Gadaud, dans son
rapport au Sénat en 1897, décrit ainsi la constitution
géologique de la région : « Toutes les sources sortent
de la craie, qui apparaît dans le bassin même de la source
de Villemer et à la source Saint-Thomas, sise dans la
plaine, à peu de distance du Lunain. Elle est recouverte
par les graviers des alluvions modernes sur trois à
quatre mètres de hauteur. Dans la vallée du Loing, les
sources de Chaintreauville et de la Joie émergent à trois
mètres au-dessus de la craie, au milieu des blocs de
grès de Fontainebleau ; les sources de Bourron, situées
à huit kilomètres en aval, sortent au milieu des sables
de Fontainebleau, amenés dans la plaine, et la source

du Sel leur doit son nom à cause de l'apparence de grains de sel qu'ont les sables soulevés par son jaillissement; mais, comme les autres, elles viennent de fissures verticales de la craie, trouvées à quinze mètres de profondeur ».

Les eaux du Lunain ont 23°,5 hydrotimétriques tandis que celles du Loing n'accusent que 21°. Au point de vue chimique, l'analyse a fourni, suivant les sources, 255 à 292 milligrammes de résidu sec, 110 à 128 de chaux, 7 de chlore, 0,3 à 0,6 de matière organique, 3,4 à 5,5 d'azote nitrique. Les examens bactériologiques, pratiqués avant le captage, n'ont fourni qu'un chiffre peu important de microbes vulgaires ou chromogènes, variable suivant les saisons.

Elles seront amenées en conduites fermées, cimentées et enterrées, d'abord de Chaintreauville et des Bignons dans un aqueduc de 14 kilomètres, ainsi que de Villemer et de Saint-Thomas dans un aqueduc de 7 kilomètres jusqu'à Sorques : là, une usine élévatoire les portera à 35 mètres plus haut pour atteindre le niveau de l'aqueduc de la Vanne, d'où elles arriveront à Paris par un aqueduc de 73 kilomètres de longueur, toujours enterré ou en siphon, qui côtoiera celui de la Vanne, sauf sur les quatre derniers kilomètres, et aboutira également au réservoir de Montsouris.

La ville de Paris s'est engagée à fournir 800 mètres cubes d'eau par jour à la ville de Nemours.

CAUSES DE CONTAMINATION DES EAUX A LA SOURCE, SUR LEUR PARCOURS, DANS LES CONDUITES DE DISTRIBUTION

Les ingénieurs ont dû, à l'origine, se préoccuper de préserver les sources de tout danger de contamination : nous allons d'abord décrire rapidement les travaux accomplis à cet effet ; ensuite nous rechercherons si le but que l'on se proposait a été atteint et si les eaux de sources destinées à l'alimentation de Paris répondent en tous points aux desiderata de l'hygiène.

Deux points d'égale importance ont particulièrement attiré notre attention : la pénétration rapide jusqu'à la nappe souterraine d'eaux superficielles, n'ayant pas eu le temps de se filtrer ou n'ayant pas, dans leur trajet, rencontré de terrains propres à la filtration, d'une part ; de l'autre, la question toute nouvelle des sources vauclusiennes. Sur le premier point, nous ne saurions mieux faire que de répéter ce qu'écrivait M. Eug. Marchand en 1894 dans les *Annales d'hygiène*. Les habitants des campagnes ont l'habitude de répandre en masse leurs déjections sur les terres cultivées, coutume qui a pour résultat de souiller non seulement l'eau des mares voisines, mais encore d'être une cause de contamination pour la nappe souterraine, comme de nombreux faits l'ont prouvé. En effet, il est nécessaire, pour que celle-ci soit préservée, qu'une couche minérale, d'épaisseur variable suivant les terrains mais assez étendue, soit interposée entre cette nappe et les eaux superficielles, c'est-à-dire les eaux de la surface du sol, de façon à servir de couche filtrante à ces dernières, qui s'y débarrassent peu à peu de leurs impuretés. Or, à la suite des grandes pluies, il est beaucoup de vallées dont les sources présentent un aspect laiteux dû au grand nombre de molécules de la craie que la brusque et rapide infiltration des eaux météoriques a entraînées jusqu'à elles. A ces moments, la filtration n'a pas le temps de s'effectuer et toutes les impuretés du sol pénètrent dans la nappe souterraine. Quand ce fait se produit, il donne la preuve incontestable de la grande porosité du sol et du peu de résistance qu'il oppose à la circulation des eaux. Il témoigne aussi quelquefois de la présence de fissures plus ou moins nombreuses dans la constitution géologique du terrain. Or, là où les molécules de la craie peuvent passer, les microbes passeront plus facilement encore.

Sources de la Vanne. — A ce point de vue, les composantes de l'eau de la Vanne, sources de la vallée de la Vanne et sources de Cochepies, que reçoit le réservoir de Montsouris et que boivent les Parisiens, sont de valeur fort inégale. Le groupe des sources de Cochepies paraît bon. Les eaux empruntées à la vallée de la Vanne peuvent se diviser en plusieurs catégories. Les unes, qui forment la plus grande partie des sources captées, proviennent de sources légitimes, bien protégées : sources d'Armentières, la Bouillarde, Cérilly, Saint-Philibert, c'est-à-dire au moins les deux tiers du débit total de l'aqueduc. « La Bouillarde sort de terre au milieu des champs dont un hectare planté est réservé à sa protection ; les eaux d'Armentières sont captées au pied et dans l'intérieur d'une montagne crayeuse dont le flanc boisé appartient à la ville de Paris ; la source de Cérilly sort d'une excavation naturelle couverte par des voûtes. L'aspect des terrains qui environnent ces sources et leur configuration ne permettent pas de supposer que des causes extérieures de contamination puissent les atteindre » (Humblot). A notre visite toute récente aux sources de la Vanne, il a été porté à notre connaissance qu'*un gouffre* s'est formé il y a une dizaine d'années *dans la vallée de Bérulles,* au fond duquel on put apercevoir une nappe d'eau. Aussitôt après, et pendant quelques jours, les trois sources d'Armentières présentèrent une eau remarquablement trouble : peut-être est-il permis d'en induire qu'elles ne sont que la réapparition d'une *rivière souterraine,* sur le cours de laquelle s'est formé ce gouffre et soupçonnée également de communiquer avec quelques puits, situés à la Guinand, dans la forêt d'Othe.

Les autres eaux de la vallée de la Vanne sont de deuxième qualité, à entourage dangereux et à protection plus ou moins assurée : telles les sources Gaudin, Noé et surtout celle du Miroir. Enfin il entre dans l'aqueduc des eaux superficielles recueillies par des drains à une profondeur variable, mais en général assez faible, dans des terres cultivées ou des prairies : drains de Flacy, des Pâtures et du Maroy.

Les drains de Chigy (Pâtures et le Maroy). — « Les sources de Chigy, disait Humblot, ont été recueillies comme celles de Flacy, dans la craie ou à peu de hauteur au-dessus de la craie. Elles émergeaient au bord du marais qui forme le fond de la vallée. En pratiquant des tranchées sur les pentes voisines, on les a taries, c'est-à-dire captées, sans qu'il ait été même besoin d'avancer jusqu'à leur point d'émergence. » Ce sont donc des eaux de faible profondeur, à drainage trop superficiel, sans autre protection que la couche de terre qui les recouvre, prairie abandonnée aux Pâtures, terre cultivée au Maroy, par conséquent exposées à toutes les souillures provenant justement de leur si mince couche protectrice.

Les drains de Flacy. — Nous aurons à décrire en détail leur situation quand nous nous occuperons de la fièvre typhoïde et du rôle des eaux de sources. Qu'il nous suffise de dire ici qu'une usine d'équarrissage fonctionne à plaisir à côté du ruisseau de Tiremont qui reçoit ses eaux-vannes ; l'eau de ce ruisseau sert à irriguer des prairies qui sont précisément drainées à Flacy. Nous avons appris dernièrement qu'après l'épidémie de 1894 à Rigny-le-Ferron, le service des eaux fit un essai de fluorescéine à l'usine d'équarrissage, essai dont les résultats n'ont pas été publiés mais qui amena le pavage du lit du ruisseau sur une longueur de 50 mètres environ.

De plus, une bétoire existe, entre Flacy et Rigny, au voisinage et à gauche de la conduite de Cérilly.

Source Gaudin. — Les eaux d'un lavoir et d'une mare contournent le terrain d'où émerge cette source et en rendent le voisinage dangereux.

Source du Miroir et drains de Theil. — « La source du Miroir faisait autrefois partie d'une grande propriété seigneuriale, dont elle était l'ornement avec d'autres pièces d'eau qui subsistent et que le propriétaire s'est réservées. Elle a été abaissée par le captage ; aussi a-t-on craint qu'elle n'ait reçu des infiltrations impures provenant des pièces dont il vient d'être parlé. Mais les pièces incriminées ne sont alimentées que par l'eau provenant de la source même du Miroir, et les infiltrations sans importance qu'elles peuvent laisser échapper ne sont pas capables d'aller contaminer la source du Miroir qui est située à 8o mètres de la plus voisine des pièces d'eau » (Humblot). Telle n'est pas l'opinion de MM. Thoinot et Dubief qui ont souvent visité le terrain, telle n'est pas la nôtre, d'après notre récente visite. La source est, en effet, située *en plein village de Theil* et communique avec la nappe souterraine qui alimente tout ou partie des puits du pays. Le village est loin d'être propre, rempli de fumiers qui exposent la nappe souterraine à de dangereuses infiltrations ; les puits creusés sur cette nappe, aux abords mal entretenus, sont autant de regards dangereux.

Quant aux communications de la source avec les pièces d'eau voisines, elles ne semblent pas faire de doute. Ces nappes sont au nombre de trois qui communiquent entre elles ; la quatrième, autrefois, n'était autre que la source elle-même. La libre communication entre les quatre pièces était admise par tous à Theil. Nous devons à M. Grimbert de fortes présomptions en faveur de ces infiltrations, déclarées sans importance par Humblot, et de la communication des pièces d'eau avec la source du Miroir. Il prélevait, le 17 mars 1894, avec toutes les précautions nécessaires, de l'eau dans l'étang de Theil et dans la source du Miroir, dont il fit l'analyse à l'Institut Pasteur. On lit, dans le rapport qu'il adressait peu après à M. le Maire de Sens, une phrase bien convaincante : « Nous ferons remarquer que les mêmes colonies liquéfiantes isolées de cette eau (étang de Theil) ont été également trouvées dans l'eau de la source du Miroir située à côté. » Il décelait également dans cette dernière la présence du coli-bacille. Si nous ajoutons que les étangs présentent une surface chargée de souillures de toute espèce, nous pourrons facilement en conclure que la pureté de l'eau de la source du Miroir n'est que relative, tandis que sa protection est plus qu'aléatoire.

Il existe à Theil trois sources, celle du Miroir, la source du Chapeau, sans aucune importance, et une troisième source, figurée sur le plan de Couche et qui ne porte pas de nom. Elle est située le long de la route de Vareilles à Theil, entre le lavoir du pays et la maison où se sont produits en 1899 les deux cas de fièvre typhoïde : les cabinets de cette maison ne sont distants que de quelques mètres de la source.

Les drains de Theil, dont la réalité n'était affirmée que par les habitants du pays qui avaient assisté à la construction de l'aqueduc, mais dont l'existence a été rendue légale, pour ainsi dire, par un arrêt du Conseil d'État du 22 juillet 1881, ont été établis à la partie inférieure de l'aqueduc dans la traversée du village de Theil. Ils sont destinés à arrêter et à collecter les eaux de la

nappe souterraine à ce niveau, but éminemment dangereux si l'on en juge par le peu de défense de la nappe
en cet endroit.

Source de Noé. — Elle est située au voisinage immédiat de fermes dont les habitants ne possèdent que des
notions fort restreintes d'hygiène. Il existe, de plus, trois
puits alimentés par la même nappe d'eau que la source,
à entourage infect, — il y a notamment une fosse à pu-
rin, — qui pourraient éventuellement devenir une cause
de contamination pour la source.

Le reproche que nous pouvons adresser aux eaux de
la Vanne est donc d'être une composante d'eaux légitimes et d'eaux superficielles dont nous venons de laisser
entrevoir le rôle nocif en certains cas qui, d'ailleurs, ne
se sont présentés que trop souvent. Citons à l'appui
quelques chiffres caractéristiques empruntés aux analyses de Montsouris de 1899; l'eau de la Vanne contenait
par centimètre cube :

Le 27 juin.	20,500	bactéries.
Le 4 juillet.. . . .	19,000	—
Le 22 juillet. . . .	14,300	—
Le 25 juillet. . . .	**46,780**	—
Le 19 août.. . . .	5,780	—
Le 7 octobre. . . .	6,300	—
Le 10 octobre.. . .	7,100	—
Le 11 novembre. . .	6,600	—
Le 5 décembre. . .	24,300	—
Le 27 décembre. . .	**56,400**	—

Nous laissons les hygiénistes en présence des ré-
flexions que doivent leur suggérer de telles quantités de
microbes.

Quelle que soit la valeur des sources de la Vanne, ce

sont cependant pour la plupart des sources vraies, c'est-
à-dire qui naissent au niveau même ou dans le voisinage
immédiat du captage ; il n'en est pas de même pour les
sources de la Vigne et de Verneuil dont nous allons nous
occuper maintenant.

Les sources de l'Avre. — Comme les sources de la
Loue, du Lison, comme la fontaine de Vaucluse, les
sources de l'Avre sont des *sources vauclusiennes*. M. Thoinot en donne l'explication suivante : « Toutes les eaux
de la rivière d'Avre et toutes les eaux de ses affluents se
perdent en partie ou en totalité dans leur parcours. Les
pertes se font, soit par des fissures invisibles, soit par
des espèces de gouffres visibles, appelés *bétoires*, et les
eaux perdues reparaissent au jour avec les sources nombreuses et puissantes qui sillonnent la contrée et au
nombre desquelles figurent les sources de la Vigne. On
peut dire schématiquement que le sous-sol de tout le
bassin de l'Avre et de ses affluents est sillonné de canaux souterrains qui reçoivent les eaux disparues et les
rendent sous forme de sources. »

Nous nous permettons d'emprunter le détail des pertes
de l'Avre à la remarquable communication faite en juin
1899 par M. Thoinot à la Société médicale des hôpitaux.
« La rivière d'Avre, dans son parcours depuis sa source
dans la forêt du Perche jusqu'à son entrée dans l'Eure à
Chennebrun, coule sur un sol imperméable en augmen-
tant de volume. A partir de Chennebrun ses pertes com-
mencent. A Armentières (moulin de Pel), à la Lambergerie, existent, ou mieux *existaient*, d'énormes bétoires
qui pouvaient absorber plusieurs centaines de litres à la

seconde ; outre ces bétoires, le lit est fissuré et livre passage à l'eau d'une façon invisible à l'œil nu mais que les jaugeages pratiqués méthodiquement sur le cours de la rivière rendent certaine. Avant l'obturation des bétoires d'Armentières et de la Lambergerie, pas une goutte d'eau de l'Avre n'arrivait *en été* à Verneuil ; tout se perdait en route. Aujourd'hui fonctionnent seules les fissures invisibles ; elles sont d'ailleurs de nombre et de taille à tarir la rivière par les temps de faible débit estival.

Prenons maintenant les *affluents* de l'Avre ; le mot affluent est peut-être impropre car bon nombre de ces ruisseaux n'atteignent pas l'Avre, ils ont disparu avant. Voyez le ruisseau de Ruth ; c'est à vrai dire un torrent qui ne charrie ses eaux sauvages qu'en hiver ou à la suite de pluies abondantes, mais toutes ses eaux disparaissent dans une série de grandes bétoires voisines qu'on englobe sous le nom de *gouffre des Haies-Blot*. Je vous signale en passant que le 2 janvier 1889 le ruisseau de Ruth à la suite de pluies torrentielles charria en abondance des eaux troubles, déborda sur la route et que ces eaux ayant lavé le sol disparurent naturellement dans les bétoires des Haies-Blot.

A côté, se trouve le ruisseau de Sainte-Nicole avec son point terminus dit la bétoire de la Vallée ; il existe à ce niveau une série de gouffres dont quelques-uns de très grande dimension qui absorbent toute l'eau du ruisseau, pas une goutte ne s'écoule au delà de la série des bétoires terminales.

Le ruisseau de Saint-Maurice disparaissait autrefois

au trou d'Arlet : cette bétoire a été obturée et l'eau du ruisseau se déverse maintenant dans l'Avre. En aval du ruisseau de Saint-Maurice se trouve le ruisseau du Belloy : il disparaît tout entier dans une série de bétoires, dont la dernière, connue sous le nom de *bétoire du Souci,* possède une puissance d'absorption considérable.

J'appelle votre attention maintenant sur les ruisseaux du Buternay et de la Lamblore. Ces ruisseaux disparaissent l'un et l'autre en tous temps, mais après un parcours plus ou moins long suivant la hauteur de leurs eaux. Le Buternay disparaît souvent dans une bétoire située en aval du lavoir communal de Boissy-le-Sec. Il faut remarquer que le lit à sec de ces deux ruisseaux se prolonge naturellement jusqu'au ruisseau de la Vigne, et jusqu'à la région des sources de la Vigne ». En dehors du lit des rivières, il existe dans toute cette région des gouffres situés dans les prairies, près de Saint-Maurice, aux abords du ruisseau de Sainte-Nicole, près des bétoires des Haies-Blot, près du cours de l'Avre à Saint-Christophe. Toutes ces prairies sont irriguées et *l'eau s'y perd comme dans le lit des rivières.*

Toutefois, il fallait prouver que les eaux, disparues dans ces bétoires, communiquaient avec les sources de la région de Verneuil, notamment avec les sources de la Vigne. Cette démonstration fut faite à deux reprises par M. Ferray, d'Evreux. La première expérience eut lieu dans la rivière d'Avre, le 8 septembre 1887, au lieu dit de la ferme de la Lambergerie, à six kilomètres de Verneuil, où existaient de nombreuses pertes d'eau. A cette date, la rivière d'Avre, en ce point qu'elle ne dépassait pas, n'avait qu'un faible débit de 4o litres environ par seconde, par suite des pertes en amont. Il fut versé dans cette bétoire 3 kilogrammes de *fluorescéine*, capable de colorer deux cents millions de fois son poids d'eau. Des observateurs étaient postés aux sources Gonord et du Poêlay de la vallée d'Avre et aux quatre sources de la Vigne, pour constater l'heure du début et de la fin de la coloration. Le 10 septembre, à 7 heures du matin, l'eau des sources Gonord était colorée, celle de la source de Poêlay l'était le même jour à 5 heures du soir, et à 5 heures du matin, le 11, la coloration apparaissait à trois des sources que devait plus tard capter la ville de Paris : *Erigny, les Graviers, Foisy*. La distance à vol d'oiseau du lieu d'expérience à la source Gonord était de 3,5oo mètres, à Poêlay 7,5oo et au groupe de sources parisiennes 8,000 et 8,5oo : la goutte d'eau colorée avait marché à la vitesse de 127 mètres à l'heure en ligne droite. Dans cette expérience, la fluorescéine n'est pas descendue dans la vallée d'Avre jusqu'à son confluent avec la Vigne pour remonter ensuite la nappe des sources de la Vigne ; elle a donc trouvé sous les plateaux, dans la marne, un passage direct par des conduits jalonnés sur le terrain par la ligne de bétoires.

Le rapporteur Gadaud, discutant cette expérience, concluait qu'elle n'avait pas déterminé la quantité d'eau passant par les bétoires. Avec M. Brard, nous lui répondrons qu'elle n'était pas un jaugeage, mais une démonstration de la communication des bétoires de la vallée d'Avre avec les sources de la vallée de la Vigne.

La deuxième expérience fut exécutée le 10 novembre

1887 à la bétoire dite de la Blottière. Les conditions
étaient différentes; c'était à la suite de pluies, puisque le
ruisseau de Saint-Maurice débitait, d'après le conducteur
des ponts-et chaussées d'Eure-et-Loir, environ 250 litres
par seconde absorbés entièrement par la bétoire. Il y fut
versé 5 kilogrammes de fluorescéine et 3 dans une bétoire
voisine. Le 14 novembre, à 5 heures, les sources Gonord
étaient colorées et, le 15, à 6 heures du matin, la source
de Poêlay et la quatrième source du groupe parisien,
celle du *Nouvet*, étaient colorées. On peut admettre à
vol d'oiseau 15 kilomètres entre la bétoire de la Blottière
et la source du Nouvet soit, pour la goutte d'eau colorée
134 mètres à l'heure environ en ligne droite. Cette
seconde expérience démontre péremptoirement le passage sous les plateaux de l'eau absorbée par les bétoires
de la vallée d'Avre et vient confirmer la première.

L'importance de ces démonstrations est tout à fait
remarquable : en effet, on comprend facilement que les
sources de la vallée d'Avre, situées dans la même vallée
que la bétoire de la Lambergerie et le gouffre de la
Blottière, aient été colorées; mais ce fut une véritable
surprise de voir la coloration apparaître aux sources de
la Vigne, séparées de la vallée d'Avre par *une vallée
intermédiaire et deux plateaux*.

Notons en passant que le captage des sources a été
fait, non point, comme l'indique le rapport, au point
d'émergence même, mais *au-dessous*, quelquefois de
1^m,50 à 3 mètres plus bas, dans le but de profiter de
l'expérience séculaire des habitants du pays qui avaient
vu plusieurs fois tarir les sources.

Le rapport parlementaire oppose à ces expériences que, d'après la constitution géologique, les communications s'établissent par nappes et non par des lits souterrains qui seraient la continuation des lits à ciel ouvert, que c'est uniquement le trop-plein des eaux souterraines qui a pu seul arriver aux sources et y transmettre la coloration. Le rapporteur a inséré, sans modification aucune, une note technique du 2 novembre 1888 de l'ingénieur Humblot, qui a été récemment réfutée par M. Brard au moyen d'une série de faits tous plus probants les uns que les autres et d'une très grande netteté.

Voici, en résumé, les explications de M. Brard. Tout le pays compris entre la vallée d'Avre et la rivière de la Lamblore, affluent de la Vigne, est un pays d'effondrement; il a constaté sur les plateaux 73 excavations d'effondrement dont quelques-unes atteignent 2,000 mètres cubes, dans les vallées 52, dans les ruisseaux ou rivières, affluents de l'Avre, 3 ; enfin, les sources de la Vigne et toutes les sources de la vallée d'Avre, après la disparition des affluents, ne sont absolument que des entonnoirs d'effondrement caractérisés par la même forme; trois sources, celles du Chêne, du Poêlay et du Breuil, dans la vallée d'Avre, font exception. Il s'ensuit que toutes ces sources sont en communication avec les cavités de la marne. Tous les affluents de l'Avre, en amont, se perdent dans des bétoires, c'est-à-dire dans un terrain perméable reposant sur la marne fissurée; les eaux vont donc dans les cavités de la marne, où, sous l'influence de l'acide carbonique, elles dissolvent du carbonate de chaux et font ainsi passer l'eau de 3° hydrotimétriques, teneur de l'eau de pluie, à 7°,5 teneur de l'Avre supérieure, puis à 18° titre de l'Avre inférieure.

Le gouffre dit de la Blottière était un entonnoir d'effondrement en communication avec les cavités de la marne et pouvait absorber facilement 500 litres par seconde ; les deux gouffres du Souci, situés sur le ruisseau du Belloy, affluent de l'Avre, sont aussi des entonnoirs d'effondrement produits par les vides existant dans la marne et dont quelques-uns, selon l'expression imagée de M. Brard, ont des capacités de « cathédrale ». A proximité de ces deux gouffres, à 50 mètres environ, en pleine prairie, existent divers entonnoirs d'effondrement qui viennent démontrer le fait.

Sur le ruisseau du Buternay, dont le débit est d'environ 80 litres et atteint à la suite des pluies d'hiver 3,000 litres, se rencontre un autre gouffre qui peut absorber jusqu'à 1,000 litres par seconde.

Par ces chiffres, on peut juger des vides souterrains qui existent dans la marne et qui, remplis d'eau pendant la période des pluies, servent de régulateur au débit des sources pendant les périodes estivale et automnale. Si les eaux superficielles (de rivière ou de pluie) se perdaient simplement dans les graviers d'alluvion de la vallée d'Avre, il y aurait une filtration et une épuration complètes de ces eaux ; quand elles reparaîtraient aux sources, en aval, elles seraient entièrement pures aux points de vue des microbes et de la matière organique. Or, de l'absorption de ces eaux par les bétoires, il résulte qu'elles se rendent directement dans les cavités de la marne où, là, il n'y a ni filtration, ni épuration ; elles arrivent ainsi, dans les mêmes conditions, aux sources en entonnoir. En temps ordinaire, quand l'absorption est réduite, comme en été, à son minimum, on a alors un minimum de bactéries et de matière organique et un maximum de degré hydrotimétrique, par là même de chaux ; surviennent les pluies d'automne et d'hiver, les terres, les sentiers, les chemins sont lavés et toutes ces eaux passent par les plis, ravins, vallées et arrivent ainsi à disparaître souterrainement, chargées de matière organique et non filtrées.

C'est alors, pour les sources, la *période des eaux troubles*. Ces eaux troubles, ainsi que l'indiquent les analyses de l'Observatoire municipal de Montsouris, donnent les résultats suivants :

1° Effondrement du degré hydrotimétrique, ce qui démontre l'entrée rapide d'eaux superficielles et leur sortie par les sources au bout de quelques jours sans qu'elles aient eu le temps de dissoudre assez de carbonate de chaux pour atteindre le degré normal ; il suffit de 24 heures, minimum, à cinq jours pour que ce phénomène se produise ; 25 millimètres de hauteur d'eau, quantité minime, suffisent, comme au 1er janvier 1899, pour abaisser de près de 6° le titre hydrotimétrique ;

2° Les eaux qui ont pénétré dans les cavités de la marne ont conservé la quantité de matière organique qu'elles avaient à la superficie, sans aucune diminution ; l'augmentation devient appréciable dans les mêmes délais ;

3° Le lavage des terres entraîne une quantité de micro-organismes qui, par suite du manque de filtration dans la marne, ne se trouvent par arrêtés ; l'on arrive ainsi à passer du chiffre de 1,380 bactéries à celui de 17,850.

Là est le danger, d'autant plus sérieux que les faits, démontrant que les microbes banals ne sont ni détruits ni arrêtés, prouvent par là même que les microbes pathogènes ne le seront pas non plus ; *or, si à ces époques de pluie existait une épidémie de fièvre typhoïde ou de choléra dans l'un des villages situés en amont de ces points d'absorption si dangereux, les microbes arriveraient ainsi à Paris, sans cesser de pulluler en chemin.*

D'autres causes peuvent encore contaminer les eaux des sources de l'Avre. Nous avons parlé plus haut des gouffres des prairies, c'est-à-dire d'effondrements qui, au lieu de se produire sur les plateaux, s'effectuent dans le fond des vallées. Or, depuis Chennebrun jusqu'au delà d'Armentières, ces bétoires, en temps d'irrigation, absorbent des quantités d'eau qui varient de quelques litres par seconde à la quantité totale répandue sur la prairie. Ces eaux de l'Avre supérieure, c'est-à-dire en amont des pertes, ainsi que celles de la Lamblore, dépotoir du bourg de La Ferté-Vidame, sont des plus riches en matière organique et en bactéries.

En résumé, lorsque la quantité d'eau absorbée par ces entonnoirs est, comme en été, réduite à son minimum, c'est-à-dire à 25 pour 100 du débit des sources, — M. Brard l'a prouvé, — les eaux de ces sources sont bonnes, comme le montrent les analyses de Montsouris. Mais celles-ci prouvent de même, sans nul doute, que ces mêmes eaux sont presque impotables, tout au moins impures au point de vue bactériologique, après les pluies hivernales. A cette époque, en effet, la quantité d'eaux superficielles qui alimente les sources est de 70 pour 100 de leur débit. Tous ces faits, bien démontrés par M. Brard, sont devenus lumineux par un graphique dont il est l'auteur et dont les chiffres sont empruntés à l'observatoire municipal (1); il y démontre la corrélation entre le degré hydrotimétrique, la chaux, la matière organique et les bactéries, d'une part, et la quantité de pluie tombée à Verneuil aux mêmes époques, d'autre part. Les sources de l'Avre sont d'une variabilité extrême d'après ce graphique; 3 millimètres de hauteur d'eau, tombés dans une journée, suffisent à augmenter la matière organique et les microbes dans une proportion considérable en même temps qu'il y a diminution du degré hydrotimétrique et de la chaux. Ces graphiques ne pouvaient être établis autrefois de façon à faire voir les relations intimes entre ces différents facteurs, parce que les prises d'essai de l'Observatoire ne se faisaient qu'une fois par quinzaine : le hasard pouvait amener ce résultat que la prise d'essai eût lieu 24 heures avant les pluies et la deuxième prise après que les sources avaient repris leur régime normal. Mais, avec deux prises d'essai par quinzaine, on a la véritable preuve de la *variabilité extrême* de ces eaux de sources, ce que niait absolument le rapport Gadaud.

Des nombreux faits, cités plus haut, il résulte que l'on

(1) Voir à la fin de ce travail le graphique que nous devons à l'obligeance de M. Brard.

peut diminuer les dangers possibles de contamination. *Paris est toujours, avec l'Avre, à la veille d'une épidémie de fièvre typhoïde.* Tout dépend de l'époque à laquelle aurait lieu cette épidémie dans la vallée d'Avre. L'exemple suivant le démontre indirectement : du 1er juin au 15 août 1899, il y eut au bourg de Chennebrun, à cheval sur l'Avre supérieure, à l'endroit où il y a de nombreuses mardelles-bétoires dans les prairies, une épidémie de fièvre typhoïde. Elle provenait d'un soldat qui, soigné à son corps pour une fièvre typhoïde, y avait été envoyé en congé de convalescence ; une rechute se produisit. Sur 230 habitants, il y eut 18 cas et 1 décès. Les déjections des malades allaient directement à la rivière d'Avre, comme l'a constaté M. Thoinot ; les irrigations conduisaient ensuite ces eaux dans ces points d'absorption, appelés mardelles-bétoires. Il n'y eut pas d'épidémie en aval, parce qu'on se trouvait à la saison exceptionnellement sèche de l'été 1899. Aucun doute ne doit exister sur la propagation de la fièvre typhoïde si l'on se fût trouvé en hiver, car, ainsi qu'il est dit plus haut, les eaux des sources de l'Avre paraissent plus difficilement contaminables en été qu'en hiver.

Le remède à employer consiste dans l'oblitération de ces points d'absorption par les procédés que le service des ponts et chaussées de l'Eure a employés en 1897 pour combler les gouffres depuis Chennebrun jusqu'à la ferme de la Lambergerie. L'éminent spéléologue, M. Martel, réclamait encore tout dernièrement, à la séance de la Société de géographie du 1er décembre dernier, l'oblitération de tous ces gouffres, où les habitants ont l'habi-

tude d'aller jeter les cadavres de leurs animaux. Dans
ces conditions, il n'y aura plus pour les sources de l'Avre
les grands dangers actuels, car ces sources sont alimentées actuellement par les pertes de tous les affluents dans
les bétoires; l'autre partie de l'eau qui les constitue vient
d'eaux qui ont filtré dans le fond des vallées perméables
et sont allées directement aux sources. Enfin, une dernière partie provient des eaux filtrant dans l'argile à silex
qui recouvre comme d'un manteau toute la marne inférieure. L'oblitération des bétoires des affluents de l'Avre
aurait encore cet avantage d'amener l'eau en aval, de
façon que les pertes se fassent dans des terrains perméables, où la filtration serait lente et régulière, au lieu d'une
absorption brutale qui ne laisse pas à la matière organique ni aux micro-organismes le temps d'être détruits.

Nous ne voudrions pas terminer ces quelques pages
sur les eaux de l'Avre sans profiter du haut appui de
l'éminent chimiste, M. Th. Schlœsing, qui, dans une note
lue le 11 mai 1896 à l'Académie des sciences, les *Nitrates
dans les eaux potables*, déclarait qu'en présence des variations considérables dans les titres nitrique et cal-
cique des sources de la rivière d'Avre, il arrivait à trouver
que ces eaux se composaient d'eaux de sources et d'eaux
de ruissellement absorbées par un terrain trop perméable et conduites aux sources par des voies trop rapides.

« *Les sources de l'Avre dérivées à Paris, dit-il, ne seraient
donc pas toutes certainement des sources vraies, ne débitant
leurs eaux qu'après un séjour prolongé et un déplacement
méthodique dans un sol épurateur ; et mes recherches soulè-*

veraient à nouveau la question de savoir si les eaux de l'Avre
sont toujours vraiment potables. »

L'existence de ces sources vauclusiennes, dont nous
venons de montrer la réalité pour l'Avre, fut combattue
en 1888 par l'ingénieur en chef des eaux, Humblot. Voici,
à titre de curiosité, l'opinion de son successeur, M. Bechmann : « Certaines sources semblent être la réapparition
de rivières qui, après avoir coulé quelque temps à ciel
ouvert, se perdent en passant sur des terrains extrême-
ment perméables comme pour s'y écouler souterrainement ; telle est, par exemple, la source de Laigues (Côte-
d'Or) qui donne naissance au cours inférieur de la rivière
de même nom, dont le lit est à sec sur près de 20 kilomètres. Telles aussi les grandes sources de l'Iton, de
l'Avre, de la Rille. L'emploi d'une matière colorante très
subtile et d'ailleurs inoffensive, la fluorescéine, a souvent
permis de reconnaître la réalité de ces communications
supposées. En pareil cas, le débit de la source est d'ordinaire très supérieur à celui du cours d'eau avant sa
disparition et, par suite, il serait plus exact de dire
qu'elle constitue l'exutoire d'une nappe souterraine
à laquelle le ruisseau disparu est venu apporter son
tribut », avec toutes ses conséquences, dirons-nous à
notre tour.

Nous espérons avoir montré suffisamment les réels
dangers que les eaux d'Avre peuvent présenter, pour ne
point avoir à nous étendre longuement sur les deux
sources de même nature que la ville de Paris a captées
dans la vallée du Lunain.

Les sources du Loing et du Lunain. — En effet, des

six sources de cette région dérivées à Paris, quatre nous
ont paru sujettes à caution.

Le Comité consultatif d'hygiène, sur le rapport de
M. l'inspecteur général des mines Jacquot, avait demandé
en 1894 que la ville de Paris *renonçât à l'amenée de deux
sources de la vallée du Loing, celles des Bignons et du Sel ;*
elles ont été néanmoins comprises dans les travaux. Ces
deux sources émergent, en effet, au milieu d'un marécage peuplé de roseaux dont la présence avait fait supposer qu'elles pourraient être sujettes à des causes de
pollution provenant de la couche tourbeuse qui les en-
clave, non seulement à leurs points d'émergence, mais
encore dans une grande partie de leur parcours souterrain ; le rapporteur refusait de les assimiler aux autres
sources des vallées du Loing et du Lunain qui sortent
de terrains crétacés.

Le Service des eaux, sur l'invitation du préfet de la
Seine, répondit au Comité en lui présentant les résultats
des analyses de l'eau de ces deux sources, qui les assi-
milaient, comme degré hydrotimétrique, bactéries et
matière organique, aux autres sources de la région ; il
s'engageait cependant à les isoler du marais environnant
dans une cuvette formée par l'enlèvement de la tourbe et
garantie au moyen d'une double ceinture de pieux battus
soutenant un « corroi » imperméable.

Nous ne pouvons, pour l'instant, que nous incliner
devant les affirmations rassurantes des ingénieurs, tout
en maintenant les réserves formulées en 1894 par le
Comité d'hygiène ; le temps se chargera de prouver si
les critiques étaient fondées.

Les deux sources de la vallée du Lunain, celles de Saint-Thomas et de Villemer, doivent être comparées, au point de vue de leur origine, à celles du bassin de l'Avre supérieure. Ce sont des sources vauclusiennes, alimentées par un cours d'eau souterrain qui, dans sa partie supérieure, se trouve en communication avec la surface par des « abîmes » qui se creusent de temps à autre. Humblot, s'appuyant sur la constitution géologique de la région, avançait qu'au cas où des eaux superficielles pénétreraient par ces abîmes jusqu'au cours d'eau souterrain, elles ne pourraient que se filtrer dans leur passage à travers les fissures souvent très minces de la craie. Nous avions toujours cru qu'il n'y a pas de filtration dans la craie et que, bien au contraire, les microbes y pullulent tandis que la matière organique n'y est pas détruite.

Les mêmes craintes doivent donc être formulées ici, comme pour l'Avre ; le danger de voir ces sources polluées par des eaux superficielles s'engouffrant dans les puisards est le même. Nous devons cependant à la vérité de reconnaître qu'à l'heure actuelle les habitations sont généralement assez éloignées des sources et que les cultures voisines ne paraissent les menacer d'aucun danger sérieux ; mais si, comme l'espèrent les ingénieurs au sujet des sources de Bourron, le marécage d'où elles émergent se trouve un jour suffisamment assaini pour y attirer des habitants, les dangers de contamination apparaîtront plus nombreux.

Une surveillance continue, comme le disait Humblot, doit donc être exercée sur les sources et leur voisinage ;

malgré ces conditions, nous persistons à croire à leurs risques de pollution.

La source de la Dhuis. — C'est à dessein que nous terminons notre étude des sources par celle de la Dhuis : notre attention n'a pas été attirée particulièrement sur ses eaux qui *paraissent* de fort bonne qualité au griffon. Elles sont amenées à Paris au réservoir de Ménilmontant qui peut recevoir aussi de l'eau de Marne : s'il y a parfois mélange, il est évidemment de nature à altérer singulièrement l'eau de la Dhuis. Nous n'en voulons pour preuve qu'une remarque bien significative recueillie dans le dernier annuaire de l'Observatoire de Montsouris, où MM. Lévy et Miquel marquent leur étonnement au sujet de la grande variabilité de cette eau, étonnement qui les conduit jusqu'à se demander s'il n'y a pas, par moments, substitution d'une eau d'autre origine. Ne contenait-elle pas, au mois d'octobre 1899, 10,800 bactéries par centimètre cube avec un milligramme de matière organique et un degré hydrotimétrique fort élevé de 26°,3 ? Rassurons-nous cependant : depuis le 19 octobre, sans en connaître la raison, l'eau n'arrive plus au réservoir (1).

Nous avons terminé l'étude des sources et des dangers de pollution qui les menacent ; nous devrions maintenant, en bonne logique, rechercher si, dans son parcours, l'eau est suffisamment protégée, jalousement mise à l'abri de tout germe nocif. Nous en sommes convaincus, tout en reconnaissant notre entière incompétence pour

---

(1) Depuis le 7 décembre, l'eau de la Dhuis est rentrée dans la consommation ; elle contenait 6,100 bactéries, le 21 décembre.

juger d'œuvres d'art, dues au talent d'éminents ingénieurs pour qui nous professons la plus vive admiration.
Mais il n'en va pas de même pour les risques de contamination de l'eau de source dans la canalisation à Paris ;
nous allons les étudier.

La canalisation. — Nous abordons maintenant l'intéressante question, si controversée, du mélange des différentes eaux entre elles, mélange d'eaux de rivière aux
eaux de sources et mélange des eaux de sources entre elles.

En 1884, époque où ne rentraient, il est vrai, dans
l'alimentation de Paris que les eaux de la Dhuis et de la
Vanne, voici comment s'exprimait l'ingénieur en chef du
Service des Eaux, Couche : « Le débit actuel de nos dérivations d'eaux de sources (130,000 mètres cubes) corres-
pond tout au plus à la consommation du service domes-
tique dans les étés les moins chauds ; — l'hiver, il lui est
supérieur ; — dans les fortes chaleurs, il tombe au-dessous.

Dans le premier cas, l'excédent des eaux de sources,
qu'on doit toujours utiliser puisqu'elles ne coûtent plus
rien à recevoir une fois les dérivations construites, est
employé dans le service public, et sert à économiser les
frais de marche d'une ou plusieurs machines.

Dans le second cas, au contraire, on réduit le service
d'eaux de sources au nombre d'arrondissements qu'il
peut alimenter, et, dans ceux auxquels il ne s'étend plus,
ce sont les machines élévatoires qui font le service en
eau de Seine. On ne prend jamais cette mesure sans
l'annoncer 48 heures à l'avance dans les journaux. *On ne
fait jamais de mélange.*

Jamais, depuis que le réservoir de Montsouris existe,

il n'a reçu un mètre cube qui ne fût pas de l'eau de la
Vanne. *Cependant, en 1881, on a procédé par mélange,*
mais alors par communications provisoires avec les conduites de distribution. Jamais les ingénieurs n'auraient
permis que les eaux de rivière, à température variable,
pénétrassent dans le réservoir de Montsouris, car c'eût
été détruire à plaisir l'étanchéité que ce grand ouvrage
doit à sa constance de température, qui le soustrait aux
contractions et dilatations. »

C'est en 1880 qu'on avait décidé la construction de la
puissante usine élévatoire d'Ivry, destinée normalement
à renforcer le service public et éventuellement à venir
en aide à l'alimentation, en envoyant l'eau de Seine dans
le réservoir de Villejuif.

On ne fait jamais de mélanges, déclarait donc en 1884
l'ingénieur Couche ; cependant, avant l'adduction de
l'Avre, les robinets de communication existant entre les
canalisations d'eau de source et d'eau de rivière facili-
taient des *mélanges clandestins* partiels trop fréquents. La
preuve en fut faite par M. Livache dans une communication à la Société de médecine publique en 1890 : « On
constate souvent à Paris, disait-il, une modification du
goût de l'eau, même sans qu'on soit averti par l'administration du changement d'eau. Il s'agissait de savoir
si ces modifications étaient le résultat d'un changement
dans la composition du liquide, primitivement limpide,
ou l'effet de la substitution d'une autre eau à l'eau de
source. » M. Livache confirma ce dernier fait au moyen
de l'hydrotimétrie.

Dans la première expérience, la journée pouvait se

diviser en quatre périodes : de neuf heures du matin à midi et de cinq à neuf heures du soir le titre de l'eau soi-disant de source montait jusqu'à celui de l'eau de la Vanne, pour descendre pendant les deux autres périodes, de midi à cinq heures du soir et de neuf heures du soir à neuf heures du matin au titre de l'eau de Seine.

Pendant trois autres journées, le titre correspondait, de sept heures du matin à neuf heures du soir à celui de la Vanne pour redescendre, de neuf heures du soir à sept heures du matin, à celui de l'eau de Seine.

La troisième expérience, faite du 13 au 17 décembre 1889, a fourni des résultats encore plus curieux. La Seine était l'objet d'une crue, qui avait été annoncée pour le 15 décembre et qui avait abaissé le titre de l'eau de Seine de 19°,7 à 18°,7 tandis que celui de la Vanne restait le même. M. Livache reconnut que le changement de titre de l'eau distribuée comme eau de source suivait exacte-ment le changement du titre de l'eau de Seine.

A cette occasion, il est bon de rappeler ce que M. Pou-chet disait à la même séance. Le passage d'eaux de rivières dans la canalisation laisse longtemps encore des impuretés dans celle-ci. Des analyses chimiques lui ont montré que, plusieurs semaines après le retour de l'eau de source, l'eau prise au robinet avait encore une teneur considérable en matière organique.

En 1893, l'Avre est venue apporter son appoint de 100,000 mètres cubes environ au service privé, mais, concurremment, l'assainissement a fait des progrès. Aujourd'hui, la situation est à peu près la même : ne voyons-nous pas, presque chaque été, certains arrondissements condamnés à l'eau de Seine et venir infliger un cruel démenti au discours du Préfet de la Seine du 3o mars 1893 : « Cette journée restera mémorable. Après la Dhuis et la Vanne, l'Avre vient à son tour apporter à Paris le tribut de ses eaux. Désormais pourvue de 25o,ooo mètres cubes par jour, la ville pourra se dispenser de rien demander à ces eaux de Seine si décriées aujourd'hui, et qui ont durant des siècles suffi à son prodigieux accroissement ».

Nous trouvons la réponse directe à ces éloquentes paroles dans la déclaration qu'un haut fonctionnaire de la Ville vient de faire dernièrement à la tribune du Conseil municipal : *désormais l'eau de rivière distribuée à Paris pendant l'été* sera de l'eau filtrée !

A propos des eaux de la Dhuis, M. Thoinot s'exprime ainsi dans une communication toute récente à la Société médicale des Hôpitaux : « Elles sont amenées à Paris au réservoir de Ménilmontant, et ce réservoir peut recevoir aussi de l'eau de Marne, prise au drain de Saint-Maur et dite eau de Marne filtrée. Ce mélange, dont je ne connais ni la dose ni les époques, est de nature à altérer singulièrement l'eau de la Dhuis ». Les eaux de rivière distribuées sont donc des eaux filtrées. *Les bassins*, où a lieu cette opération, se composent d'une couche épuratrice de 1^m,5o à 2 mètres d'épaisseur, constituée de bas en haut par des cailloux, meulières, etc., puis des graviers et du sable de plus en plus fin. L'eau qui la recouvre et qui filtre par sa propre pression a une hauteur de 1 à 2 mètres. M. Duclaux a montré que la purification des eaux n'avait lieu qu'après le temps nécessaire à la formation sur la couche filtrante d'une pellicule limoneuse, minérale, organique et microbienne. Cette condition est nécessaire pour l'arrêt de la plus grande partie des matières en suspension dans l'eau et d'une certaine quantité de micro-organismes. Il faut alors prendre les plus grandes précautions pour que la pression de l'eau ne détruise pas la continuité de cette pellicule protectrice, condition absolue de la filtration ; son épaisseur doit atteindre aussi un certain degré. Les nettoyages doivent être fréquents ; il faut débarrasser le fond du bassin de toutes les impuretés que la filtration y a accumulées.

La filtration, qui y est fort lente, exige la construction de vastes bassins, dont l'exposition à ciel ouvert laisse déposer à la surface de l'eau toutes les impuretés de l'atmosphère. L'eau qui a filtré échappe, bien entendu, au contact de l'air et est ainsi soustraite au bénéfice de l'oxydation. Oserons-nous employer l'expression pittoresque de M. Trélat qui assimile les bassins filtrants à de simples passoires?

L'eau, filtrée de cette manière, contient encore une grande quantité d'impuretés. Dans la semaine du 19 au 25 novembre 1899, l'eau de Marne filtrée contenait encore 2,200 microbes, 1,2 de matière organique, 296 de résidu sec et avait 25° hydrotimétriques. C'est que tout filtre à sable, en effet, contient un minimum de vide de 26 pour 100, pratiquement de 33 à 35 pour 100 ; aussi comprend-on qu'avec un vide pareil on ait un filtre grossier. Cependant, si nous en croyons l'expérience suivante, il ne faudrait pas exagérer ses prétentions.

Après avoir pesé un morceau de sucre — le sucre peut être considéré comme le type de la filtration capillaire — on divise le poids obtenu par la densité, ce qui donne le volume, selon l'équation $\dfrac{P}{D} = V$; plongeons-le très rapidement dans l'eau par chacune de ses extrémités, le nouveau poids nous donne encore 25 pour 100 de vide. Cette expérience, qui nous fut communiquée par M. Brard, montre que la filtration capillaire est elle-même insuffisante ; nous n'en voulons pour preuve que la perception des nombreuses matières en suspension dans l'eau filtrée, éclairée par un rayon de soleil dans une chambre obscure.

Pour arriver à une véritable filtration utile, il faut donc s'attacher à diminuer les vides du filtre : or nous venons de voir que les bassins filtrants en présentent une proportion de 33 à 35 pour 100.

Nous avons décrit les mélanges avoués et officiels ou clandestins d'eau de rivière à l'eau de source pratiqués autrefois. A ce régime qui a cessé — nous le croyons du moins — on a substitué aujourd'hui le *mélange des eaux de source entre elles.* La dose des mélanges et leur durée ne sont pas portées à la connaissance du public.

Nous avons signalé l'alimentation en eau d'Avre de certains quartiers avoisinant le réservoir de Vanne et desservis par une conduite qui part du réservoir de Montretout et va se terminer à Montsouris. Des vannes ouvertes et fermées à volonté permettent de mélanger l'eau d'Avre à l'eau de Vanne dans le réservoir même selon les besoins du service.

M. Thoinot, en 1897, pendant les mois de janvier, février, mars et avril, eut la preuve que l'eau sortant du réservoir de Montsouris était de l'eau d'Avre pure ou en quantité dominante ; le fait a, d'ailleurs, été reconnu officiellement. La même condition paraît s'être réalisée de nouveau cette année au mois de mai.

En parcourant les analyses de l'observatoire municipal de Montsouris, on trouve parfois en plein quartier de Vanne un mélange d'Avre et de Vanne ; l'expérience a été faite en janvier 1899 à la fontaine Wallace, 155, rue Saint-Honoré ; de même à la Madeleine (VIIIᵉ), la Gare, (XIIIᵉ), etc.

Tout récemment, dans la séance du 4 août 1899 du Conseil d'hygiène, M. Bechmann a reconnu que « deux régions hautes sont alimentées en eau de Dhuis et en eau d'Avre ; mais l'excédent de cette dernière se déverse tant à Passy qu'à Montsouris dans la canalisation des quartiers bas desservis par l'eau de la Vanne ». Il y a donc deux modes distincts de mélanges : *en totalité*, par le tuyau d'Avre qui débouche dans le réservoir de Montsouris, *par empiètement* de l'eau d'Avre dans la canalisation sur l'eau de Vanne.

Le principal inconvénient, le danger plutôt, de ces mélanges se ferait sentir en cas d'épidémie à Paris. Quelle eau de source devrait-on incriminer si les analyses ne devaient porter que sur un mélange ?

LE ROLE DES EAUX DE SOURCES
DANS L'ÉTIOLOGIE DE LA FIÈVRE TYPHOÏDE A PARIS (1)

Suivant les progrès réalisés successivement, dans l'alimentation de Paris, par l'apport de nouvelles quantités d'eaux de sources, nous diviserons, avec M. Thoinot, l'histoire de la fièvre typhoïde à Paris en 3 périodes : 1° avant l'adduction des eaux de sources ; 2° de 1870 à 1893, où la Dhuis et la Vanne seules entraient en jeu, avec une notable quantité d'eau de rivière ; 3° depuis 1893.

1. *La fièvre typhoïde avant l'adduction des eaux de sources.* — Il nous paraît inutile de rappeler la grande fréquence de la fièvre typhoïde à cette époque où Paris ne possédait que de l'eau de rivière et de puits.

---

(1) Nous avons puisé largement, pour la rédaction de ce chapitre, dans les travaux de M. Thoinot, notamment :

THOINOT et DUBIEF. Les eaux de la vallée de la Vanne et la fièvre typhoïde à Paris en 1894. In *Annales d'hygiène*, juin 1896.

THOINOT. La fièvre typhoïde à Paris de 1870 à 1899. Rôle actuel des eaux de sources. *Société médicale des hôpitaux*, séance du 30 juin 1899.

THOINOT. Note sur la fièvre typhoïde à Paris en juillet et août 1899 et sur le rôle de la Vanne. Un fait démonstratif à la source du Miroir. In *Annales d'hygiène*, septembre 1899.

II. *La fièvre typhoïde de 1870 à 1893.* — M. Thoinot caractérise ces années par le nom de *période d'alimentation mixte en eau de source et eau de rivière.* La
Dhuis et la Vanne, qui sont amenées à Paris, et entrent
dans la consommation avec l'eau de rivière, déterminent
un mode nouveau dans la topographie de la maladie. La
canalisation d'eaux de sources étend chaque jour son
réseau à de nouveaux quartiers, et diminue proportion-
nellement la distribution d'eau de rivière. Mais les
sécheresses de l'été, qui réduisent le débit des sources,
obligent à recourir pendant les mois les plus chauds à
l'eau de Seine, ainsi que les accidents aux aqueducs.
Enfin, les communications entre les deux canalisations
facilitent les mélanges partiels trop fréquents.

La marche de la fièvre typhoïde, à cette période, pré-
sentait l'aspect suivant : « *Endémie,* dit M. Thoinot, pro-
duite par l'usage permanent d'eau de rivière dans un
certain nombre d'habitations et par les mélanges des
deux eaux *avec faits épidémiques* dans la zone d'eau de
rivière ; *diminution générale et progressive* d'année en
année des ravages de la fièvre typhoïde, coïncidant avec
l'extension croissante de l'usage d'eaux de sources ;
enfin, *poussées ascensionnelles,* amenées par les substitu-
tions larges d'eau de rivière à l'eau de source, en cas de
sécheresse estivale ou d'accidents aux aqueducs de
Vanne ou de Dhuis. »

La diminution progressive de la fièvre typhoïde
est rendue évidente par les chiffres suivants, où les décès
sont rapportés à 1 pour 100,000 habitants :

```
Année 1870. . . .  130 environ.
  —   1871. . . .  240   —
  —   1876. . . .  100   —
  —   1880. . . .   90   —
  —   1882. . . .  140   —
  —   1885. . . .   50   —
  —   1890. . . .   20   —
  —   1893. . . .   20   —
```

III. *La fièvre typhoïde de 1893 à 1899.* — En 1893, l'Avre vint apporter à Paris ses 100,000 mètres cubes environ par jour et restreindre les zones de Vanne et Dhuis. On pouvait alors espérer, avec le Préfet de la Seine, la suppression de l'eau de rivière pour l'alimentation, par suite, celle de la fièvre typhoïde ou, du moins, réduire cette dernière aux quelques cas nés de la contagion directe.

La proportion suivante des décès par fièvre typhoïde à Paris, rapportés à 1 pour 100,000 habitants, montre qu'il n'en fut rien.

```
Année 1894.  .  28 correspondant au chiffre absolu de 700 décès.
  —   1895.  .  15      —         —              270  —
  —   1896.  .  10      —         —              260  —
  —   1897.  .  10      —         —              250  —
  —   1898.  .  10      —         —              235  —
```

En 1899, les chiffres sont malheureusement encore plus élevés, puisque, du 1ᵉʳ janvier au 10 juin, on a enregistré 248 décès typhoïdiques (9,8 pour 100,000 habitants), soit un chiffre à peu près égal à celui des quatre années précédentes pour l'année entière, et déclaré, jusqu'au 12 août, 1,924 cas environ, y compris ceux de la garnison (1).

De cette persistance de la fièvre typhoïde à Paris M. Thoinot donne les raisons suivantes :

1° La quantité d'eaux de sources est insuffisante encore et force est de distribuer encore de l'eau de Seine, au moins à titre temporaire, pendant les périodes de sécheresse.

2° Nos eaux de sources ne sont pas irréprochables et leur accès n'est pas suffisamment interdit au bacille d'Eberth. C'est ce que nous avons essayé de démontrer dans les chapitres qui précèdent.

Nous continuons à suivre le travail de M. Thoinot et allons maintenant étudier avec lui la fièvre typhoïde à Paris de 1894 à juin 1899.

L'élévation du nombre des décès en 1894 fut causée par une *épidémie due aux eaux de la Vanne,* qui dura de février à mai 1894, amena 454 décès et donna lieu à 1,116 entrées dans les hôpitaux.

Le rôle de l'eau de la Vanne était affirmé par deux faits :

1° L'épidémie frappait en même temps que Paris une autre agglomération alimentée par l'eau de l'aqueduc parisien, la ville de Sens, où elle se localisait, en outre, aux seules parties alimentées par cet aqueduc.

2° A Paris, si elle frappait toute la ville, elle se localisait cependant, d'une façon très remarquable, dans les zones desservies par l'eau de la Vanne.

En effet, tandis que la zone Avre ne comptait que 8,4

(1) En 1899, il a été déclaré à Paris plus de 4.000 cas de fièvre typhoïde, qui ont amené environ 700 décès.

décès typhoïdiques pour 100,000 habitants, la zone Dhuis 8,9, la zone Avre et Vanne 9,9, la zone Dhuis et Vanne 17,1, il y en avait une proportion de 25,4 dans la zone Vanne.

Les entrées, sur 100,000 habitants, dans les hôpitaux civils présentaient le même parallélisme.

Habitants de la zone Vanne.. . . .	45
— Dhuis-Vanne. .	3,78
— Dhuis.	25,4
— Avre. . . .	18,5
— Avre et Vanne. .	16

L'étude de la répartition de la fièvre typhoïde dans la *garnison* de Paris en 1894 donne des résultats non moins concordants. M. Vallin s'exprimait ainsi à l'Académie de médecine le 20 mars : « On peut dire qu'il n'y a pas une caserne alimentée en eau de la Vanne, qui n'ait payé un fort tribut à l'épidémie; et, d'autre part, toutes les casernes qui ont été épargnées, soit à l'intérieur, soit dans le reste du gouvernement militaire de Paris, recevaient d'autre eau que celle de la Vanne ».

A Sens, la situation est la même : depuis l'introduction des eaux de la Vanne, le nombre des cas de fièvre typhoïde s'était remarquablement réduit. En février 1894, une épidémie apparut. De la seconde quinzaine de ce mois au commencement d'avril, on enregistra 30 cas dont 8 décès. La population de Sens étant de 12,000 habitants environ, la proportion des décès typhoïdiques était donc de 6,6 pour 10,000.

La fièvre typhoïde a été disséminée dans toute l'agglomération sénonaise; elle a frappé la garnison (17 cas, 1 décès) comme la population civile. Furent seules respectées les parties de la ville que ne pénétrait pas encore la canalisation d'eau de Vanne.

Ces deux ordres de faits démontraient clairement l'origine hydrique de l'épidémie parisienne de 1894 et ses relations avec l'eau de la Vanne. Restait à en découvrir l'origine. Elle fut le résultat d'une enquête du Dr Mathieu, de Villeneuve-l'Archevêque, résultat vérifié à deux reprises sur les lieux par MM. Thoinot et Dubief.

Toutes les eaux-vannes de Rigny-le-Ferron, bourg de 900 habitants, aboutissent à un ruisseau, dit Rû de Tiremont, qui, après s'être réuni au Rû de Cérilly, s'en sépare bientôt à angle aigu pour aller aboutir à la Vanne en passant *au-dessus* de l'aqueduc. Le triangle, formé par l'écartement des deux ruisseaux, est occupé par des prairies, irriguées au moyen de leurs eaux. Or, l'aqueduc, entre les deux rûs, fut muni de drains (les drains de Flacy) destinés à recueillir l'eau trouvée en cet endroit lors des travaux, à laquelle vient naturellement s'adjoindre une partie des infiltrations des prairies; en d'autres termes, les rûs de Tiremont et de Cérilly fournissent de l'eau aux drains de Flacy. Rappelons également qu'une usine d'équarrissage est établie sur les bords du rû de Tiremont, en amont des drains qui peuvent ainsi recueillir les eaux infectes qui en sortent.

Rigny-le-Ferron fut, à la fin de 1892 et en 1893, le théâtre d'une petite manifestation typhoïdique, dont nous empruntons le détail au travail de M. Thoinot. Mlle X... fut, en décembre 1892, renvoyée dans sa famille, à Rigny, pour une fièvre typhoïde. Elle y mourut le 24 décembre. Les déjections furent jetées sur le fumier et les linges lavés dans la buanderie dont les eaux s'écoulaient dans un puisard. En février 1893, nouveau cas : un jeune homme de 20 ans est atteint de *typhoïde* et meurt le 6 mars ; les matières étaient jetées sur le fumier ou dans les cabinets. A quelques jours de là, troisième cas chez un parent du précédent : décès le 21 avril d'une *fièvre typhoïde ataxique*. Il aurait été constaté un cas plus tardif en avril et en mai, suivi de guérison.

Or l'année 1893 avait été si sèche que pas une goutte d'eau ne s'écoula au rû de Tiremont ; mais de grandes pluies en janvier et février 1894 balayent le sol de Rigny-le-Ferron, entraînent toutes les impuretés qui y sommeillaient avec les germes typhoïdiques jusqu'au ruisseau. Celui-ci déborde et irrigue fortement toutes les prairies avoisinantes dont l'eau est drainée jusqu'aux drains de Flacy et introduit les bacilles d'Eberth dans l'aqueduc : 15 *jours à 3 semaines après les pluies d'orage à Rigny-le-Ferron, la fièvre typhoïde éclatait à Paris et à Sens.*

De ces faits, M. Thoinot tire les conclusions suivantes :

1º L'épidémie de fièvre typhoïde de 1894 à Paris a été véhiculée par l'eau de la Vanne ;

2º Quelques-unes des eaux collectées dans la vallée de la Vanne sont accessibles à des souillures ordinairement banales, mais qui peuvent, à un moment donné, être dangereuses ;

3º Il semble que la fissure, par laquelle le germe typhoïdique a pénétré dans l'aqueduc de la Vanne ait eu son siège à Rigny-le-Ferron et par suite aux drains de Flacy.

Les relations de la fièvre typhoïde avec les différentes zones d'alimentation de Paris en eaux de sources ont été

établies par M. Thoinot de la manière suivante pour les
années 1895, 1896, 1897, 1898 en calculant le nombre des
décès pour 100,000 habitants :

	1895	1896	1897	1898
Avre..	12,4	9,8	15,3	4,5
Vanne.	5,1	9,4	6,0	7,4
Dhuis.	9,8	6,0	9,2	7,4
Avre et Vanne.	17,6	12,0	15,2	8,0

Pour l'année 1899 il a été déclaré, nous l'avons déjà
dit, du 1er janvier au 16 juillet ; 1,500 cas environ ; brus-
quement l'endémie prend une allure nettement épidémique, puisque, de cette dernière date au 5 août, on
signale 585 cas civils et 75 dans la garnison, ce qui donne
660 cas déclarés à Paris en trois semaines.

L'eau de la Vanne paraît encore responsable, en 1899,
de la marche épidémique de la fièvre typhoïde. Déjà,
pour la période endémique du 1er janvier au 10 juin,
M. Thoinot avait pu ainsi fixer le nombre des cas et des
décès pour 100,000 habitants :

Vanne exclusive.	57 cas et	12 décès.
Avre exclusive..	34 —	5 —
Dhuis exclusive..	39 —	7 —
Vanne (majorité) et Avre.	52 —	12 —
Vanne (majorité) et Dhuis.	42 —	11 —
Avre (majorité) et Vanne.	41 —	11 —

Ce qui donnait une différence légère, mais notable,
en faveur de la Vanne.

Pour la période épidémique, les différences s'accen-
tuent plus nettement encore. M. Chauvel l'avait fait déjà
remarquer en disant que, *pour la garnison, sur 177 cas
en juin et juillet, 154 étaient sur le territoire de la Vanne.*

5.

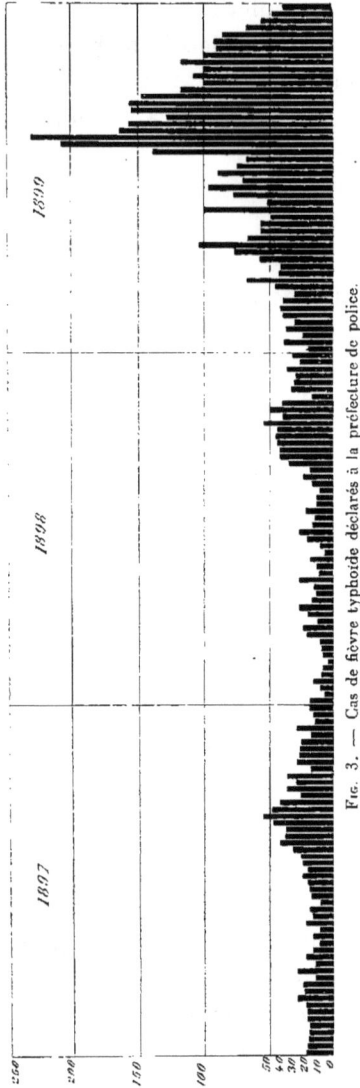

Fig. 3. — Cas de fièvre typhoïde déclarés à la préfecture de police.

Pour la population civile, voici le nombre de cas déclarés du 16 juillet au 12 août, rapportés toujours à 1 pour 100,000 habitants :

Vanne. . . .	47,5 cas
Avre. . . .	14,3 —
Dhuis. . . .	12,7 —

Le rôle de la Vanne est déjà en relief ; il va devenir évident par l'étude sanitaire des villes témoins.

Nonancourt (Eure), qui boit de l'eau d'Avre, empruntée à la canalisation parisienne, n'a pas eu de fièvre typhoïde ; Sens, qui boit la même eau que l'eau de Vanne distribuée à Paris, a une épidémie localisée à la zone alimentée en Vanne. A Sens, en 1895, 10 cas sont déclarés ; en 1896, 7 ; en 1897, 21 ; en 1898, 18, y compris ceux de la garnison ; en 1899, *48 cas de janvier au 18 août,* dont 35 cas pour la population civile et 13 pour la population militaire. Comme à Paris, il y a une recrudescence en juillet ; en effet, tandis que les six premiers mois ne fournissent que 21 cas, le mois de juillet, à lui seul, en compte autant. Le parallélisme entre les épidémies de Paris et de Sens est donc absolu.

Comme en 1894, on paraît avoir découvert l'origine de l'épidémie de 1899.

A Theil, où prend naissance la *source du Miroir,* tous les habitants boivent de l'eau de puits, à l'exception de deux familles voisines qui boivent de l'eau de la source. Or, le 6 août, s'est déclaré dans l'une d'elles un cas de fièvre typhoïde, toute la population alimentée par les puits restant absolument indemne. M. Thoinot et trois médecins du pays, qui ont vu la malade, ont été d'accord sur le diagnostic ; leur enquête a prouvé que la contagion avait été contractée au robinet de la maison ; la malade, qui n'a pas quitté Theil au mois de juillet, a vécu, bu et mangé chez ses parents, à l'exception des jours où elle allait en journée chez d'autres habitants de Theil. Dans ce village, il n'y avait pas de cas de fièvre typhoïde. Le 7 août, cependant, la victime a passé quelques heures à Sens ; mais, déjà, la veille, elle était nettement malade et s'était couchée en rentrant de la ville pour ne plus se relever. *Ce n'est donc ni à Sens, ni dans les autres maisons de Theil qu'elle a ingéré le germe de la fièvre typhoïde, c'est chez elle et par conséquent avec l'eau de la source du Miroir* (Thoinot). La sœur de cette malade a été prise à son tour le 12 novembre et est morte dans les premiers jours de décembre ; le diagnostic de fièvre typhoïde fut confirmé par le séro-diagnostic.

Reste à chercher par quelle voie le bacille d'Eberth a pénétré jusqu'au Miroir.

La conclusion de tous ces faits, dit M. Thoinot, est que toutes nos eaux de sources ont à leur actif des cas de fièvre typhoïde, ce qui, d'ailleurs, est parfaitement en rapport avec leur nature et leur protection. La Vanne réclame l'épidémie de 1894 et la recrudescence de 1899. Ni la Dhuis, ni l'Avre n'ont encore de faits à se reprocher; mais, pour celle-ci, nous espérons avoir montré à quels dangers elle exposerait Paris, si un cas de fièvre typhoïde se déclarait dans les villages situés en amont de ses pertes.

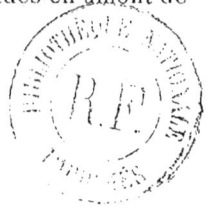

CONCLUSIONS

La Ville de Paris avait à résoudre, dans la question de son alimentation en eaux de sources, un double problème représenté par la quantité et par la qualité.

La **quantité** devrait être suffisante pour assurer les besoins de l'alimentation pendant les périodes de sécheresse : elle ne l'est pas, comme on le voit chaque été. Elle aurait dû s'accroître parallèlement — antérieurement serait un terme plus exact — aux progrès de l'assainissement, puisque l'extension du tout à l'égout exige chaque jour une plus grande quantité d'eau de source et diminue d'autant la part de l'alimentation. Si une colossale amenée d'eau ou une modification dans la direction de l'assainissement n'intervient pas, l'alimentation de Paris en eau potable continuera, malgré la prochaine adduction du Loing et du Lunain, à être constamment en état d'équilibre instable.

La **qualité** est et restera toujours sacrifiée à la quantité, que l'on exige de plus en plus considérable. Ne devrait-on pas *supprimer*, parmi les eaux qui rentrent dans l'aqueduc de la **Vanne**, des composantes d'ordre inférieur qui, quoi qu'on fasse, resteront douteuses et dangereuses ? Devrait-on hésiter à faire des *travaux de protection* aux environs de certaines sources ? Nous avons prouvé les dangers que présentent les eaux superficielles des drains de Flacy et de Chigy et l'eau de la source du Miroir. La source Gaudin a un voisinage bien suspect.

La Dhuis paraît être souillée au réservoir de Ménilmontant par un apport d'éléments nocifs étrangers.

L'Avre, qui est, peut-être, encore plus exposée à toutes les causes de pollution, pourrait être facilement protégée : le remède consiste à *oblitérer les bétoires* de tous ses affluents, ce qui amènera l'eau en aval dans des terrains perméables où la filtration sera lente et régulière, par conséquent effective.

A un point de vue général, le service des eaux de la Ville de Paris devrait faire pratiquer régulièrement des analyses de chaque source en particulier, dont les résultats lui permettraient, le cas échéant, de supprimer pour un temps l'eau reconnue suspecte ; il devrait organiser aussi un service complet de renseignements qui lui signalerait aussitôt les cas de maladies transmissibles par l'eau, déclarés dans les environs des sources, de façon à prendre, sans retard, les mesures de précaution nécessaires.

Mais, à l'heure actuelle, devrait-on avoir besoin de réclamer la protection de nos eaux de sources ?

INDEX BIBLIOGRAPHIQUE

Aucoc. — De la dérivation des sources pour l'alimentation des villes. Paris, 1881.

Aurgel (G. d'). — Le service des eaux à Paris et dans la banlieue. Paris, 1884.

Bechmann. — Salubrité urbaine. Distributions d'eau et assainissement. Tome I, Paris, 1898.

Belgrand. — La Seine. Étude sur le régime de la pluie, des sources, des eaux courantes. *Compte rendu de l'Académie des sciences*, 1870.

— Des sources du bassin de la Seine. *Compte rendu Acad. des Sciences*, 1873.

— Les eaux à Paris.

Tome II. — Les anciennes eaux. Paris, 1877.

Tome III. — Les nouvelles eaux. Paris, 1882.

Berger. — Rapport parlementaire sur l'adduction des sources de la Vigne et de Verneuil. *Documents parlementaires. Chambre des députés. Session ordinaire.* Tome I, 1890.

— Rapport parlementaire sur l'adduction des sources du Loing et du Lunain. *Documents parlem. Chambre. Session ordinaire.* Tome I, 1896.

Brard. — Étude des pertes de l'Avre et de ses affluents et des sources en aval des pertes. *Bulletin de la Société des Ingénieurs civils de France.* Octobre 1899.

Brouardel. — L'eau potable. *Revue scientifique*, n° 9, 1887.

— Mode de propagation de la fièvre typhoïde. Paris, 1887.

— Deux épidémies de fièvre typhoïde. Paris, 1891.

— L'eau et les maladies. Paris, 1892.

CHANTEMESSE. — Eaux de Paris et fièvre typhoïde. *Revue d'hygiène,* 1888.

CORNIL. — Rapport parlementaire sur l'adduction des sources de la Vigne et de Verneuil. *Documents parlement. Sénat,* 1890.

COUCHE. — Les eaux de Paris en 1884. Paris, 1884.

DURAND-CLAYE. — Eaux de Paris. *Revue d'hygiène,* 1883.

GADAUD. — Rapport parlementaire sur l'adduction des sources de la Vigne et de Verneuil. *Documents parlement. Chambre. Session ordinaire,* 1889.

— Rapport parlementaire sur l'adduction des sources du Loing et du Lunain. *Documents parlem. Sénat,* 1897.

GUENEAU DE MUSSY. — De la part des eaux potables dans l'étiologie de la fièvre typhoïde. *Revue d'hygiène,* 1883.

GUINOCHET. — Les eaux d'alimentation. Épuration, filtration, stérilisation. Paris, 1894.

HUMBLOT. — Rapport sur un projet de dérivation des sources du Loing et du Lunain. *Compte rendu des séances du Conseil d'hygiène,* 1893.

JACQUOT. — Rapport sur les sources du Loing et du Lunain. *Séance du comité consultatif d'hygiène,* 13 août 1894.

LÉVY. — Analyse des eaux à Montsouris. *Revue d'hygiène,* 1889.

LIVACHE. — Variations de composition de l'eau dans divers points de la canalisation à Paris. *Revue d'hygiène,* 1890.

MARCHAND. — De la contamination des mares et des sources. *Annales d'hygiène,* 1894.

MARTEL. — Sur une cause particulière de contamination des eaux de-sources dans les terrains calcaires. *Compte rendu de l'Acad. des sciences,* 1892.

— Des abîmes. *Société de géographie,* 1er décembre 1899.

MARTIN. — La police et la protection des eaux potables au point de vue de la salubrité et de l'hygiène. *Revue d'hygiène,* 1891.

MAUNY. — Les nouvelles eaux de sources de Paris. *Génie civil,* 1er mars 1890.

MESNIL (du). — Alimentation en eau de Paris. *Recueil des travaux du Comité consultatif d'hygiène,* 1897.

Monod. — L'alimentation publique en eau potable devant le Comité consultatif d'hygiène, 1884 à 1890.

Schlemmer. — L'adduction des eaux de sources de la vallée du Loing. *Annales d'hygiène*, février 1898.

Schloesing. — Dosage de l'acide nitrique dans les eaux de la Seine, de l'Yonne et de la Marne pendant les dernières crues. *Compte rendu de l'Acad. des sciences*, 1896.

Schneider. — La fièvre typhoïde dans la garnison de Paris en 1889 et ses rapports avec l'eau de boisson. *Revue d'hygiène*, 1890.

Thoinot et Dubief. — Les eaux de la vallée de la Vanne et la fièvre typhoïde à Paris en 1894. *Annales d'hygiène*, juin 1896.

Thoinot. — L'assainissement comparé de Paris et des grandes villes de l'Europe. *Annales d'hygiène*, avril 1898.

   — La fièvre typhoïde à Paris de 1870 à 1899. Rôle actuel des eaux de sources. *Société médicale des hôpitaux*, 30 juin 1899.

   — Note sur la fièvre typhoïde à Paris en juillet et août 1899 et sur le rôle de la Vanne. Un fait démonstratif à la source du Miroir. *Annales d'hygiène*, septembre 1899.

Trélat. — L'eau pure à Paris. *Revue d'hygiène*, 1890.

Vallin. — De la protection des sources d'eau potable. *Revue d'hygiène*, 1883.

   — L'eau de Seine et la fièvre typhoïde à Paris. *Revue d'hygiène*, 1889.

   — L'épidémie de fièvre typhoïde à Paris et l'eau de la Vanne. *Revue d'hygiène*, 1894.

Wazon. — Principes techniques d'assainissement des villes et des habitations. Paris, 1884.

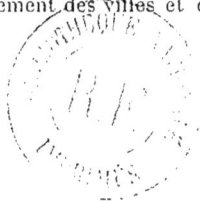

TABLE DES MATIÈRES

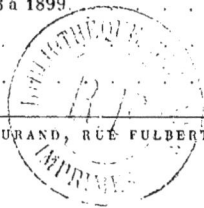

CHARTRES. — IMPRIMERIE DURAND, RUE FULBERT.

Relations entre les graphiques de la pluie tombée, de la matière organique, des bactéries
et du degré hydrotimétrique

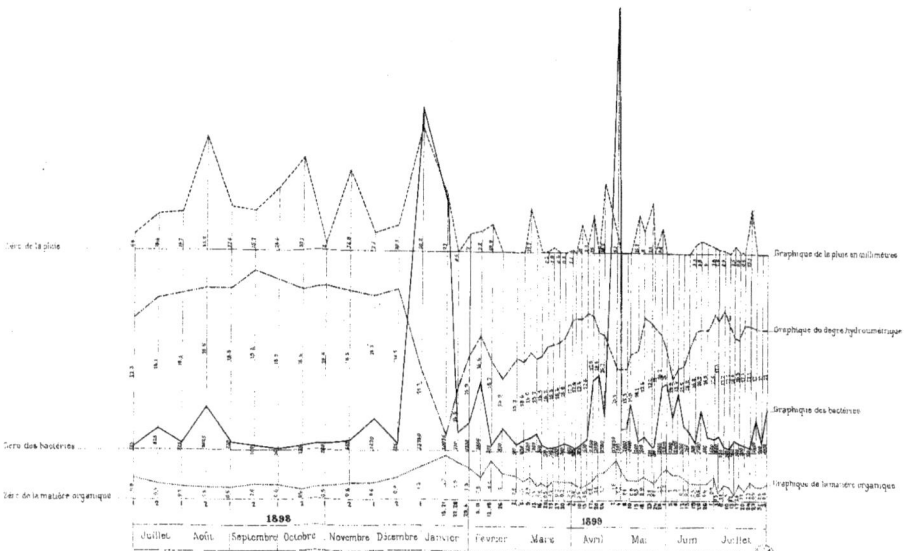

EAU DE LA DHUIS. — Graphique des bactéries pour 1899.

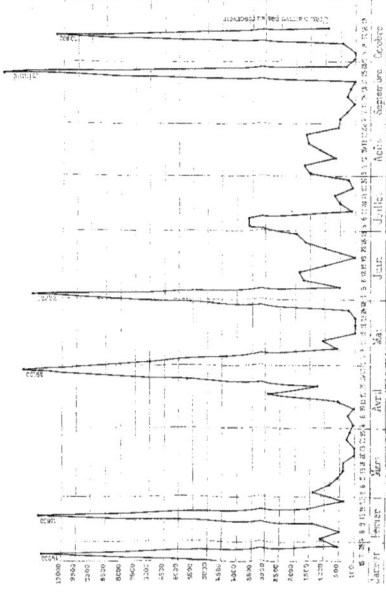

EAU DE LA VANNE. — Graphique des bactéries pour 1899.

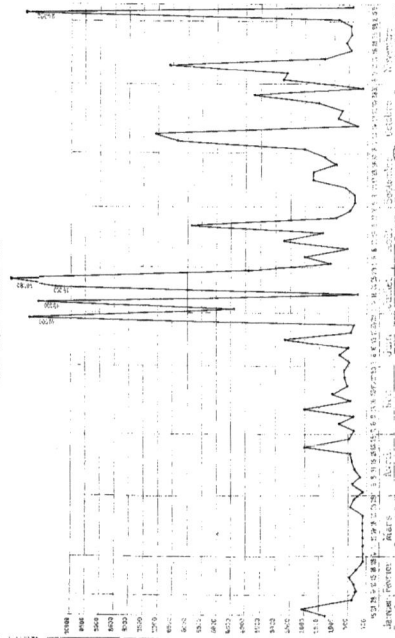

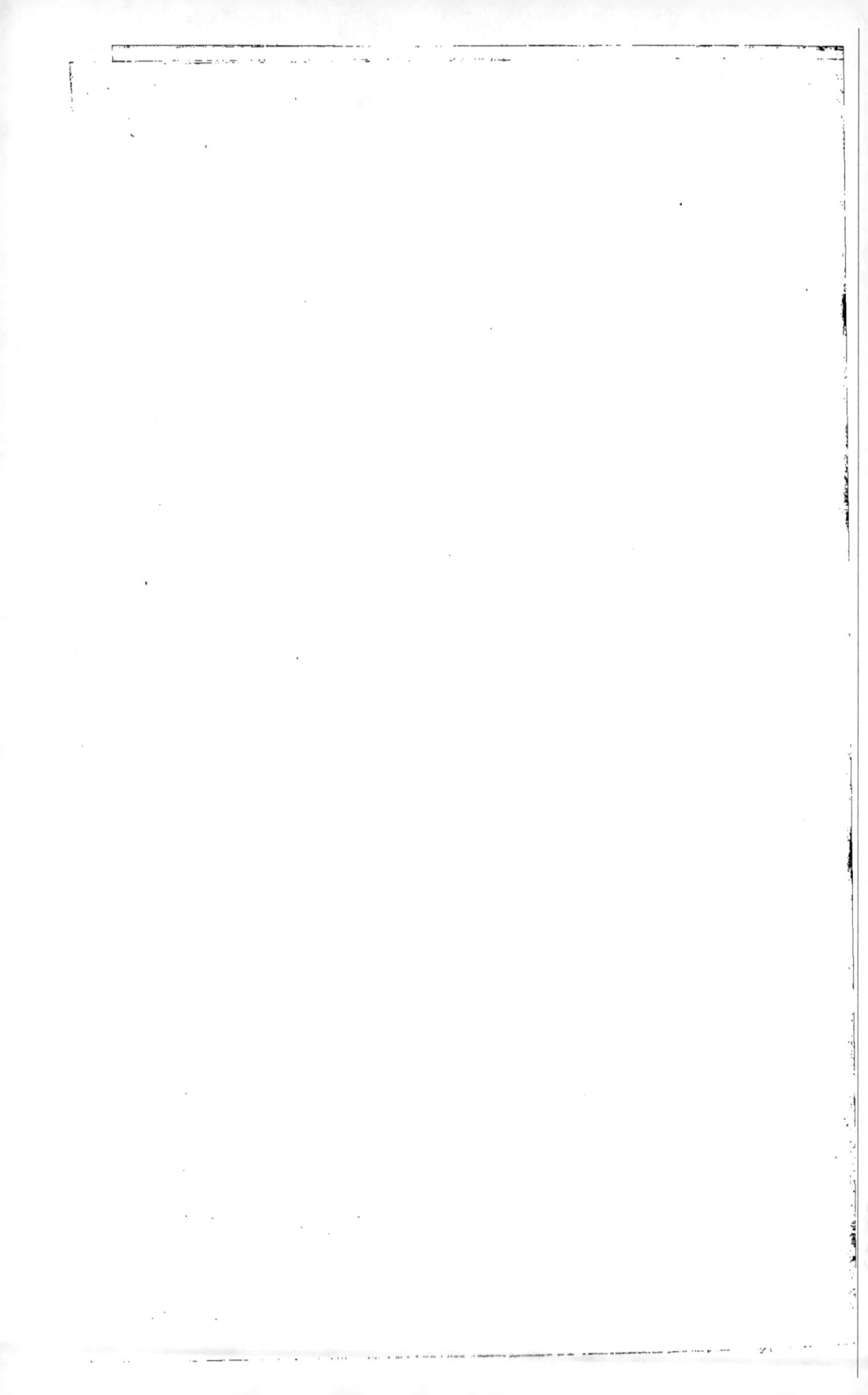

www.ingramcontent.com/pod-product-compliance
Lightning Source LLC
Chambersburg PA
CBHW030927220326
41521CB00039B/1206